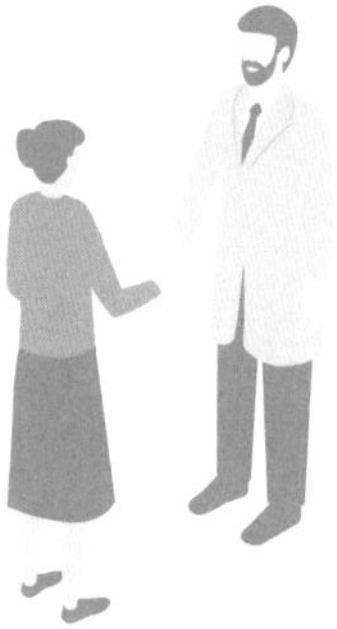

たくき よしみつ

介護施設は「人」で選べ

親を安心して預けられる施設とは?

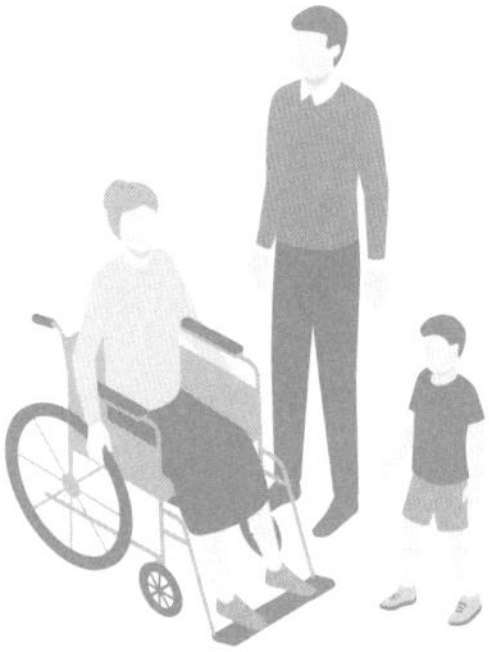

介護 Library

講談社

介護施設は「人」で選べ

イラスト　©elenabsl/shutterstock.com
カバーデザイン　東海林かつこ［next door design］

はじめに

本書は、よくある介護ガイドブック、ハウツー本の類とは違います。認知症の要介護親を持った子の立場で、介護施設探しから看取りまでに経験する難問の数々をいかに解いていくかを「本音で」書いたものです。

私は小さな介護施設に入居していた父を2019年3月に、ようやく入れた特養（介護老人福祉施設・特別養護老人ホーム）でお世話になっていた義母を2020年4月に看取りました。この2人の介護を通じて、様々な介護施設の関係者や医療関係者と交流し、勉強も重ねてきました。どちらも終の棲家になる施設に巡り会うまでは紆余曲折があり、そこに入居させるまでも、入居した後も、様々なトラブルや試練に直面しました。

次々に降りかかってくる困難な課題を乗り越えるために、膨大な量の資料を調べ、介護現場や医療現場で働く人たちからも多くの生の教えを得てきましたが、改めて痛感するのは、**一般に目に触れる**「**介護案内**」**の内容があまり役に立たない**ということです。

介護施設選びに関する本はすでにたくさん出ていますが、とおりいっぺんの情報やノウハウを列挙しただけのものが目立ちます。それらを読んで、私たち利用者側は「なるほどそうなのか」と勉強していくわけですが、いざ実際に体験してみると、「え？　聞いていた話とはずいぶん違うではないか」ということが多々あります。

特に、**特養だからこうだ、民間の老人ホームだからこうだ……といった「一般論」が通じない**ということを痛感させられました。施設ごとに、雰囲気も、対応のきめ細かさも、その施設なりのローカルルールも大きく違うのです。

ここ数年で介護業界は激変し、かつての常識や通説が通用しなくなってきました。**今までのマニュアルや通説通りに施設探しをしても、よい施設にたどり着くことはまず難しい**のです。

例えば、一人一人の入居者の性格や健康状態を細かく観察し、ていねいな対応をしてきた良心的な小規模介護事業施設（訪問介護やデイホームなど）が、ここ数年でバタバタと経営破綻し、閉鎖しています（老人福祉・介護事業倒産件数は2000年が年間3件だったのが、2016年に一気に100件を超え、以後毎年100件超え。2019年に倒産した老人福祉・介護事業者の件数は過去最多となっていた2017年と並ぶ111件で、そのうち98件が資本金1000万円未満の小規模事業者。2020年1月・東京商工リサーチ調べ）。

父がお世話になっていた小さなNPOが経営する施設も、父の死後半年経った2019年秋に経営破綻を宣言し、廃業してしまいました。父に続いて義母もその施設に入居していたので、突然閉所を告げられたときは困り果てました。すぐに何ヵ所もの特養、老健

（介護老人保健施設）、グループホーム、民間老人ホームを回り、その都度、施設関係者には単刀直入に質問をぶつけて、ときには赤裸々な裏事情まで教えてもらいました。

そうした介護業界の実際を知るにつけ、「本音の話」「表には出づらい裏事情やノウハウ」を一個人の経験として閉じ込めず、同じように困っている介護施設利用者家族やその予備軍の人たちにも届けるべきではないかと思うようになりました。

介護施設の代表のように語られる特養は、入ることの困難さでも有名ですが、実際に経験してみると、ほとんど絶望的とも思えるほどです。

また、特養が要介護3以上でないと入れなくなってからは、入所者とスタッフの密なコミュニケーションが難しくなり、かつて評判のよかった特養の質が落ちてしまったという事例も増えました。

特養に入所できない「介護難民」のために、老健が特養の待機所のような役割を果たしていた時期がありましたが、これも制度の改定で国からの指導が厳しくなり、本来の「病院から退院後の患者が自宅に戻れるまでのリハビリ施設」という性格に戻りつつあります。

その結果、今の「介護施設探し」は介護付き有料老人ホームとサ高住（サービス付き高齢者向け住宅）が中心になっていますが、都道府県から「特定施設（特定施設入居者生活介護）」の指定を受けた有料老人ホームは、無指定のサ高住よりきめ細かな介護をしてくれるのかというと、まったくそんな保証はなく、逆のこともありえます。

このゾーンは個々の施設の内容が著しく違っており、WEB情報やパンフレットなどを見ただけでは実態が分かりません。同じ経営グループ傘下の同じ名前の施設でも、施設長の資質によって天国と地獄のような差が生まれます。

さらには、一般の書籍やネット情報にはなかなか出てこない「コネ」の有効性や「裏技」についても、利用者側が知っているのと知らないのとでは大違いです。

こうした「実態」や最新情報について、一般の医療関係者は案外知りません。介護現場の人たちは知っていますが、自分の職場の暗部や矛盾については口が重いですし、そもそも忙しすぎて本を書いたりネットで発信するなどの余裕はありません。

本書はそうした表に出てきにくい情報や、よい介護施設にたどり着くための具体的な戦略について、赤裸々に、「超本音」でストレートに語ってみました。

よくある類書のように、制度や仕組みについて建前を厳密に説明するのではなく、私自身の体験をもとに「そうはいっても実際にはこうなのだ」という介護現場の実状・実態を、極力分かりやすく書いたつもりです。

さらには、運よく介護施設に入居できたとしても、その後、親を看取るまでに起こりうる典型的な事例として、**骨折や肺炎による容態急変の際の医療機関との関わり方**についても、実例をもとに詳しく説明しました。

２０２０年初頭からの新型コロナウイルス感染症（ＣＯＶＩＤ－19）パンデミックにより、世界中の医療機関や高齢者施設は戦場のようになりましたが、医療現場や介護施設は、ある意味、平時でも気を抜けない戦場です。その厳しい戦場でも、スタッフのみなさんは、毎日、笑顔で、精一杯の努力をしています。そのことを忘れずに、利用する側の私たちも、目の前の介護問題に真摯に向き合い、合理的な解決策を探っていきましょう。

★本書に出てくる人物、施設の実名は伏せましたが、すべて実在する（した）ものであり、エピソードも私自身が体験したり、関係者から直接聞いている実話です。

★読みやすくするために、要介護者を「親」、介護する家族を「子」または「家族」と書いていますが、読者のみなさんの状況に応じて読み替えてください。

★２０２０年に世界的流行が始まったＣＯＶＩＤ－19により、面会完全不可、入館不可となった介護施設が多数出ました。見学の方法などについては、各施設に直接お問い合わせのうえで、現在の状況に合わせて本書の内容を適宜読み替えてください。

目次

1 施設選びの前に知っておくべきこと……15

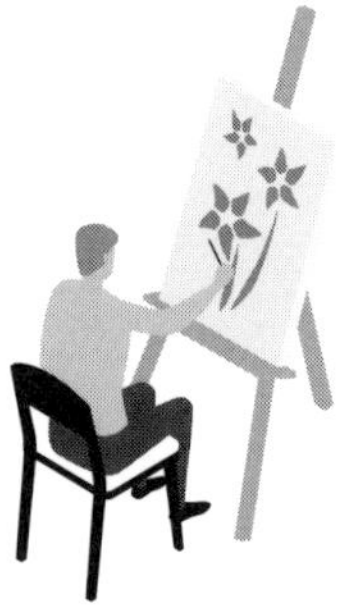

2

「特養」の最新事情・裏の裏……33

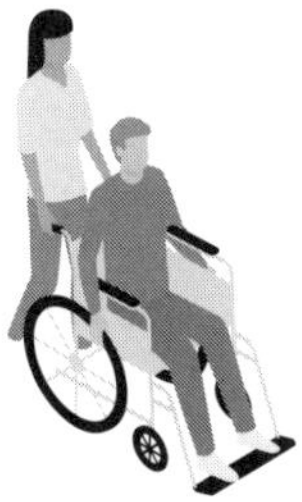

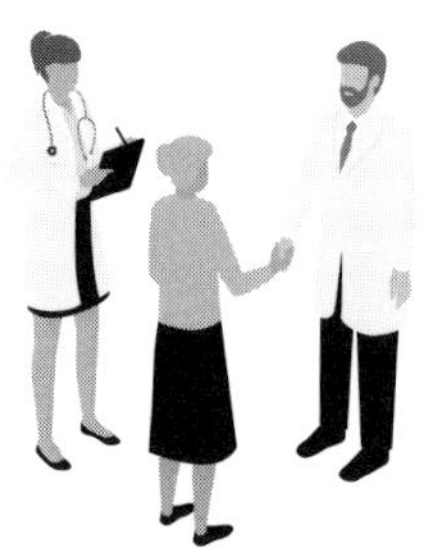

5

よい施設を見分ける技術……103

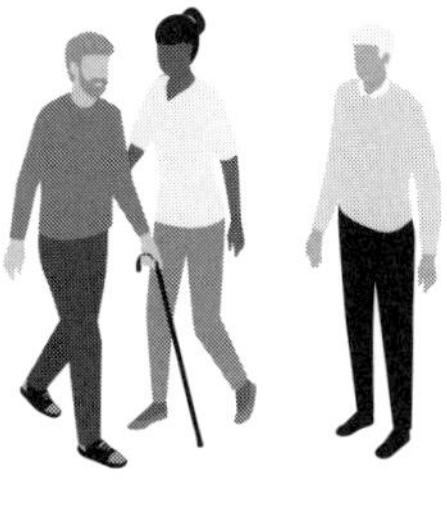

6

介護と医療を連携させる難しさ……139

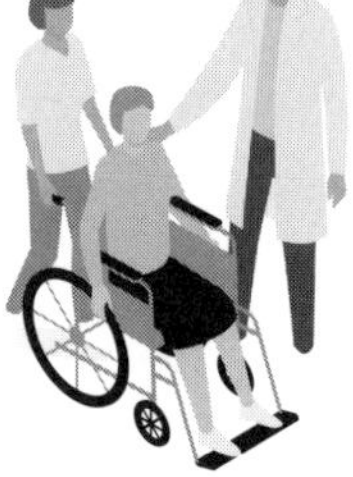

7

施設で看取るために必要な覚悟……189

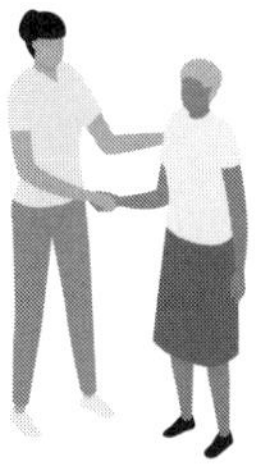

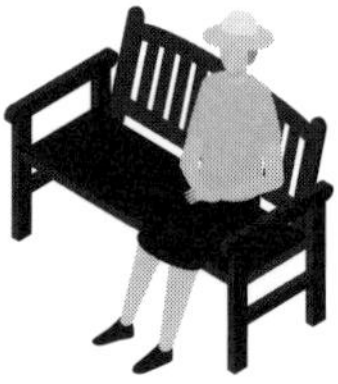

1　施設選びの前に知っておくべきこと

「家で家族が面倒をみる」がいちばん劣悪な介護環境

介護施設を探すという状況に至る前に、そもそも親や配偶者を施設に入れていいものかどうか、なんとか家族（自分）で介護できないかと悩む人がいます。その結果、要介護者である親だけでなく、介護する家族（子）も精神的、肉体的、経済的に追い込まれ、いわゆる「共倒れ」になって、不幸を増殖してしまいます。

介護・看病疲れが原因の自殺は毎年数百件ありますが（2018年は230人。厚労省調査）、これは原因がはっきり特定できる事例だけの数です。介護問題が原因の鬱病発症、失業、離婚などを含めると、実際にはどれだけの悲劇が起きているのか分かりません。

そこまでいかなくても、いよいよどうにもならなくなってから介護施設を探し始めるのでは遅すぎます。状況が逼迫し、余裕を持って判断できないため、ひどい施設を選んでしまったり、よい施設に巡り会うチャンスを逃すことにもなります。

まず最初に自覚すべきは「**要介護度が進んだ人を介護できるのはプロしかいない**」ということです。家族が介護したほうがきめ細かく対応でき、要介護者本人の幸福度が上がると考えるのは大間違いです。

私が接してきた介護の現場のプロたちは異口同音に言っていました。「**家族が介護する環境がいちばん劣悪な環境だ**」と。「プロを舐めるなよ」「家族がよかれと思ってやっていることが逆効果になっている」「素人介護で苦しさを我慢しているおじいちゃん、おばあちゃんを見ていると辛い」「本当に親を思うなら、なぜ私たちに委ねないのか」

素人が医師や看護師になれないのと同じように、いくら家族でもプロの介護士のような対応はできません。

汚物にまみれたオムツ替え。口からだらだらと食べ物をこぼすのをうまく避けながらの食事介助。動かない身体から衣服を脱着させての入浴。認知症で意味不明の言葉を発するのにつき合いながらも、相手を少しでも穏やかにさせる会話術。夜中も時間を決めて体位変換（寝返り）をさせる……そんな介護を家族が24時間続けることなどできるはずがありません。

うちの親はそこまでひどくなっていない、というかもしれませんが、残念ながら、肉体と精神の衰えは確実に進んでいくのです。よくなっていくことはありません。先を見越した対応・計画が必要です。家族では完全に手に負えなくなってから施設探しを始めるのでは、親も家族も不幸になります。

老木の移植は難しい

家族が親を介護施設に入れることを決断しても、肝心の本人がすんなり応じてくれるとは限りません。

「本人が絶対に施設は嫌だというので、可哀想でそれ以上は説得できない」という人もいます。

では、本人は、負担をかける相手が他人よりも家族のほうがいい、と思っているのでしょうか。そうは思っていないはずです。まだまだ自力で生活できると思っているから施設行きを拒否するのですが、実際には自力では生きていけないわけです。

施設は監獄と同じで、入ったら二度と家に戻れない、家で死ねないと思い、その恐怖から逃れるために「絶対に施設には行かない」と言い張る親も多いでしょう。私の父や義母の場合もそうでした。

こうしたケースでは、家族が体裁を取り繕わず、真剣に向き合って状況を説明するしかありません。このままでは私たちも倒れてしまう。あなたには穏やかに長生きしてほしいけれど、私たちもまだまだ生きていかなければならない。いろいろなことを総合的に判断して、これがお互いに不幸を減らせるいちばんいい方法なのだよ、今より安全で快適な生活ができる住まいに引っ越しをするだけなんだよ……と。

しかし、親がそうした説明を理解できるようなら苦労はないわけで、最後はある程度の強硬手段が必要になるかもしれません。

多くの場合、嫌がる親をなんとか介護施設に入れるところまでこぎ着けても、最初のひと月くらいは「家に帰る」「こんなところは嫌だ」と言い続けます。それでも、しっかりと判断力を備えた家族が、冷徹に対応しないと、家族全員が不幸になってしまうのです。

本人の訴えに注意深く耳を傾け、施設側に問題がないかを確かめることは必須ですが、**認知症が進んでいる場合は、訴えの内容が嘘だったり妄想だったりすることもあります**から、よほどしっかりと状況を観察し、正しい判断をしないといけません。

「絶対に嫌だ！」と言っていた親が、いざ施設に入ってみると、今まで苦労していた衛生面での生活管理とか入浴とか食事の準備やら片付けやらに伴う苦労・苦痛・不安から解放されたことで、心配していた家族が拍子抜けするほど機嫌がよくなるということも少なくありません。

父の場合がそうでした。最初に入れたのは特養のショートステイ棟でしたが、初日からニコニコと機嫌がよく、その後も「ここでは週に2度も風呂に入れてくれるんだ」などと嬉しそうに言っていました。どれだけ抵抗されるか、私だけでなく、父を知る周囲の人たちもみんな心配していただけに、これは嬉しい誤算でした。それまで限界を超えて気を張り、弱みを見せまいと強がっていた生活が終わったことで、安堵する気持ちのほうが大きかったのでしょう。

いずれにせよ、親の命を預かり、命が尽きるまで見守らなければならない家族は、本人以上に悩み抜き、気を張ってつき合う覚悟を決めなければなりません。

大変でしょうが、情に流された甘い判断をしないようにしたいものです。

家族の中に最終決定権を持つ責任者を一人決める

認知症が進み、すでに理性的な判断ができなくなっている親を介護施設に入れる場合、その決断は家族に委ねられます。この場合、家族の間でも意見が分かれ、なかなか結論が出ないだけでなく、喧嘩になったり、不仲が深まることもあるでしょう。

そうなる前に、しっかりと「**最終決定者**」「**責任者**」**を決めておく**ことが重要です。

もちろん、家族を含めた関係者が十分な話し合いや情報交換をすることは不可欠ですが、「口は出すが動かない」という人がいると、いつまでも前に進まず、問題がこじれるばかりになります。

家族の役割分担を決めておくことも大切です。

親を介護施設に入れるとなると、施設探しや施設との契約だけでなく、様々な事務処理、身辺整理が必要になります。

例えば、ケータイやネット回線などの契約をそのままにしておくと、使っていないのに毎月馬鹿にならない金額が自動引き落としされたりしますから、早めに解約しなければいけませんが、解約するだけでも大変な仕事になります。ケータイ会社や回線事業者はなかなか解約させてくれません。ケータイを解約する場合、現状では、基本、親がサイン・捺印した委任状を持って混雑しているケータイショップに行かなければなりませんが、認知症の親の場合、その書類を用意することも困難です。

回線事業者も、解約の電話窓口にはすんなりつながらず、電話口に相手を出すだけで何日もかかったりしますが、そのたびに怒り狂っていては身も心も疲れ果ててしまいます。

親が出ていった後の家をどうするか、というのも大問題です。親の名義になっている限り、勝手に処分できませんが、かといって空き家にしておくと不安がある。警備会社と契約したほうがいいのか、ガスや電気などの契約は今のままでいいのか、火災保険などは何に入っていたのか……。

そうした作業でストレスを溜め、時間をとられると、本筋の介護施設選びに時間とエネルギーをかけられません。動ける家族が複数いる場合は、得意な作業、できる作業を分担し、各々の負担を減らす工夫が必要です。「口だけで動かない」家族に自分の役割をはっきり認識させ、それに専念させることで、家族全体の意思もまとまりやすくなるかもしれません。

最終決定者は、人間観察能力に優れ、合理性を重んじる性格の人が適任です。また、**候補となる介護施設に直接出向き、施設の担当者と面談ができる人**にしてください。後に詳しく説明しますが、施設を直接見て、スタッフと話をするということがいちばん重要であり、不可欠だからです。

要介護認定を受けるタイミングと注意点

介護施設への入所・入居は、介護保険を使うことが大前提となっています。世の中には入居時費用が何千万円、何億円という老人ホームやサ高住などというものもありますが、本書で取り上げている介護施設は、要介護認定を受けていない人が利用することは想定していません。

特養が要介護3以上でないと入れないことはよく知られていますが、料金が低〜中ランクのサ高住でも「要介護認定を受けている」ことを入居条件にしているところが増えました。これは後に詳述しますが、介護保険利用による費用負担を組み入れないと、施設経営が成立しないからです。

しかし、要介護認定の申請をするタイミングはしっかり考えないといけません。まだ元気なうちに「早めにしておいたほうがいざというときに安心だ」などと思って申請すると、要介護1にさえならず、要支援が出たりします。要支援ではデイサービス（通所介護）も受けられません。思っていたより低い要介護度をつけられてしまうという事態だけはなんとしても避けなければなりません。

要介護・要支援の新規認定有効期間は原則6ヵ月（市区町村の判断によっては3〜12ヵ月）、更新認定の有効期間は原則12ヵ月（同・3〜36ヵ月）ですが、一度出た要介護度を次の判定時期前に変更してもらうのはかなり大変です。

介護保険を使う側からすると、なるべく高い要介護度をつけてもらいたいわけですが、普段は起きるのもやっとでグタッとしている本人が、役所からの認定調査員が面接に来た途端に椅子から立ちあがってスタスタ歩き始めたり、別人のようにハキハキと受け答えをして家族を驚かせる、というのは有名な「認知症あるある」です。これは父の場合も義母の場合もそうでした。

逆に、それまでひとり暮らしをしていて、普通に歩けるし、一見会話も頭脳明晰に思えるような人が、病気や怪我での入院がきっかけで一気に寝たきり状態になってしまい、初めての申請でいきなり要介護4が出るなどということもあります。

実はこれも父のケースです。父は3階までは階段を使わなければならないマンションの4階でひとり暮らしをしていましたが、下肢静脈瘤を悪化させて手術入院となりました。入院の日もマンションから一人で歩いて病院に行くほど元気でしたが、入院直後からたちまち認知症が悪化し、夜は身体拘束もされ、今にも死んでしまうのではないかというほど心身ともに衰弱し、変わり果てた姿になってしまいました。

そのタイミングで役所の認定調査員が病院に面接に来たために、いきなり要介護4が出たのです。

要介護度の判定は、調査員の面接だけでなく、主治医の意見書が大きくものを言います。父にいきなり要介護4が出たのも、手術を担当した外科医が「手術そのものよりも、むしろお父様の退院後の生活のほうがずっと大きな問題であり、心配です」と言って、ていねいな意見書を書いてくれたおかげでした。

要介護2以下と3以上では大きな違いが出ます。要介護2以下では特養に入れないというだけでなく、介護サービスにかかる費用負担額がかなり違うのです。

ただ、要介護度が高いほうが自己負担が減るかというとそう単純ではなく、ショートステイやデイサービスをフルに使った場合、要介護2、4、3の順で自己負担額が高いということがあります。3がいちばん安いのは、介護報酬の点数の差と利用限度額の差の違いによるものです。

「動ける認知症」がいちばんやっかいである

介護施設側にとっては、要介護度が高い人を介護するほうが点数が高い（支給額が高い）

ので歓迎されます。

また、**要介護4や5というのはほとんど寝たきりのような状態の人が多いので、介護する側にとってはむしろ仕事が単純化され、楽**なのです。

要介護2や3で、身体は動くのに認知症がひどくて、妄言や徘徊、暴力などがある人が施設ではいちばん嫌がられます。しかし、そういう親を抱えた家族ほど在宅介護になると大変なストレスを強いられるわけで、本当の意味での「公的介護サービス」を必要としているのは、そうした「動ける認知症要介護者」を抱えた家族でしょう。

ある介護施設の職員（30代男性）は本音をこう漏らしていました。

「うちの施設は寝たきりの要介護5ばかりです。4も何人かいますが、3以下はいません。正直、介護する側からすれば、徘徊も暴言暴力も転倒も弄便《ろうべん》（ウンチを弄び、壁や床などにこすりつける行為）もないから楽です。施設を運営する側としても、寝たきりばかりなら、設備が汚されたり壊されたり、転倒事故で訴訟問題になったりすることはないし、介護報酬の点数も高いので経営も楽になるのでいいことずくめ。

でも、施設側が楽になるということは、問題の多い要介護者を施設に入れられない家族は地獄を見るってことですよね。施設が嫌がる、中途半端に動ける問題行動の多い認知症の人こそ要介護度を高くつけるべきなんでしょう。

言いにくいけれど、寝たきり老人の下の世話や食事介助だけなら、高度なスキルが必要

要介護度判定のめやす

要支援１～２

・排泄や食事はほぼ自分でできるが、身の回りの世話の一部に介助が必要。

要介護１

・居室の掃除、入浴、着替えなどに一部介助が必要。
・立ちあがりや片足での立位保持などの複雑な動作に何らかの支えが必要。
・排泄や食事はほとんど自分ひとりでできる。
・混乱や理解低下がみられることがある。

要介護２

・身だしなみや居室の掃除など身の回りの世話全般に何らかの介助が必要。
・立ちあがりや片足での立位保持などの複雑な動作に何らかの支えが必要。
・歩行や両足での立位保持などの移動の動作に何らかの支えが必要。
・排泄や食事に何らかの介助が必要なことがある。
・混乱や理解低下がみられることがある。

要介護３

・身だしなみや居室の掃除などの身の回りの世話が自分ひとりでできない。
・立ちあがりや片足での立位保持などの複雑な動作が自分ひとりでできない。
・歩行や両足での立位保持などの移動の動作が自分でできないことがある。
・排泄が自分ひとりでできない。
・いくつかの問題行動や全般的な理解の低下がみられることがある。

要介護４

・身だしなみや居室の掃除などの身の回りの世話がほとんどできない。
・立ちあがりや片足での立位保持などの複雑な動作がほとんどできない。
・歩行や両足での立位保持などの移動の動作が自分ひとりではできない。
・排泄がほとんどできない。
・多くの問題行動や全般的な理解の低下がみられることがある。

要介護５

・身だしなみや居室の掃除などの身の回りの世話ができない。
・立ちあがりや片足での立位保持などの複雑な動作ができない。
・歩行や両足での立位保持などの移動の動作ができない。
・排泄や食事ができない。
・多くの問題行動や全般的な理解の低下がみられる。

なわけじゃないから、時間と決意があれば自宅でもできるんです。デイサービスや訪問介護、訪問看護と組み合わせて。でも、要介護2や3の、動ける認知症老人を24時間見張っていることは自宅では絶対に無理。まあ、矛盾した話ではあるんですよね」

なんとも救いのない話です。

では「動ける認知症」を抱えた家族はどうすればいいのでしょう。

困り果てた末に、精神科を訪れ、抗精神病薬（統合失調症や躁状態の治療に使われる薬）を処方してもらうケースもあります。

ただ、この種の薬が効きすぎると、まともに動けない、口もきけない、といった状態になってしまうため、医師も家族も悩むことになります。

抗精神病薬使用についてはあまりにもデリケートな問題なので、6章で詳述します。

「認知症の進行度」が最大の考慮要因

介護施設に入っている高齢者のほとんどは、程度の差こそあれ認知症です。

認知症の有無は要介護度の判定にも大きな判断要因となるため、**要介護3以上の高齢者の多くは認知症**だと思っても間違いないでしょう。

逆に考えると、**頭がしっかりしているのに要介護度が3以上と判定されている人にとっては、周囲が認知症老人ばかりの施設に入れられることは拷問に等しい苦痛になりえます。**

介護施設選びでは、本人の認知症の度合を考えることが大切です。

どんなに身体の自由がきかなくなっていても、認知症ではない人を特養に入れるのは考えものです。周囲が認知症だらけ、寝たきり老人だらけで、まともなコミュニケーションは介護スタッフとしかできなくなるからです。

その介護スタッフも、他の入所者の世話につきっきりで、頭のしっかりしているその入所者と会話を楽しむ余裕がないかもしれません。

そもそも、頭がしっかりしているのであれば、他の身体的機能が弱っているとしても、家族とは十分な話し合いができるわけで、介護施設に入ることが本当に必要なのかどうかというところから考える必要があります。多少の不自由さはあっても、デイサービスや訪問介護などの組み合わせで乗りきるほうがＱＯＬ（Quality of Life＝生活の質、生き甲斐）が高く保てるかもしれません。

一方、ＭＲＩ検査で脳の萎縮が認められ、アルツハイマー型認知症と診断されている場合、今はまだ軽度ではあっても、今後症状は進んでいくと覚悟しなければいけません。

残酷なことですが、脳萎縮を伴う認知症の場合、頭の働きだけでなく、内臓など身体全体の機能も徐々に弱っていきます。発症から10年以上経つと、肺に水が溜まったり、臓器のあちこちに炎症を起こしやすくなったりして、終末期を迎えるというケースが多いのです。脳は思考だけではなく、身体全体の命令系統を司っているので、仕方がないことです。

これは複数の医師から言われたことですが、父のケースはまさにこれでした。

ですから、そうした**将来を見越した上での施設選びが必要**です。

施設によっては、認知症が進んできたり、要介護度が上がって24時間対応が必要になったら退去してもらうという契約を求めるところもあります。そのたびに新しい施設探しをして転居するのは大変なことですし、費用も無駄になりかねません。

経営母体の企業が運営する施設を複数持っている場合は、入居者の要介護度に合わせて同じグループ内の別施設へ優先的に入居させてくれることもあります。

デイサービス施設併用の施設では、入居者の要介護度の変化にある程度対応できます。自力で動けるうちは自由に過ごしてもらい、動けなくなってきたら、昼間はデイルームでスタッフが常時様子を見ながら介護する、という対応です。

認知症の進行度に合わせて柔軟な対応ができるかどうかは、施設選びの重要な要素です。

パンフレットやネットの情報は役に立たない

介護施設探しの第一歩は、施設のパンフレットを取り寄せたり、ＷＥＢで施設情報を検索して空き状況を確認したりすることだと、ほとんどの人は思っているでしょう。

しかし、パンフレットやインターネット上の情報はあまり役に立ちません。施設側が作っているパンフレットやWEBページは、当然のことながら「いいこと」しか書いてありません。うちにはこうしたかたは向いていません、とか、こういうことは苦手です、自信がありませんなどということは決して書きません。利用者側が知りたいのはむしろそうしたデメリット部分なのに。

きれいな個室、機械浴もできる広い浴室、リハビリルームやレクリエーションルーム、ホテルのような諸設備……そうした写真がちりばめてあってもなんの意味もありません。ここ15年くらいでできた施設であれば、特養でもサ高住でもすべてそうなっているので、別に感心するようなことではないのです。

立派な設備の写真や「充実した○○」「癒やしの○○」「生活の質を重視……」といった美辞麗句は、かえって判断を誤らせる危険さえあります。

介護の体制についても、文書情報だけでは実態がよく分かりません。

これは4章、5章で詳しく説明しますが、老人ホームが介護保険を利用するためには「特定施設入居者生活介護」の指定を受ける必要があります。施設の種類を表記するときも、「介護付き」と表記できるのはこの指定を受けた施設だけで、一般に「特定施設」と呼ばれています。

では、「介護付き」と表記していない多くのサ高住や老人ホーム（「特定施設」以外のホーム）では介護保険を使った介護を受けられないのでしょうか。ガイドブックや介護関連のWEBサイトでは「特定施設」に指定されているかどうかを重要視するような記述をよく見ますが、これはさほど重要ではありません。

指定を受けていないサ高住の多くは、同じ建物内の1階にデイサービス（通所介護）施設を併設していて、介護の必要な入居者は、日中その施設に移動させ、就寝時まで介護スタッフが見守り、食事や下の世話、入浴、リハビリ、レクリエーションなどの面倒をみます。つまり、昼間の介護体制は実質あまり違わないのです。

夜はまた部屋（居住棟）に戻して、夜間の見守りスタッフ一人が20〜30人の入居者の安全を見守るというシステムなので、夜間の介護体制が手薄になるのが弱点ですが、これは特養や特定施設の指定を受けている「介護付き」老人ホームでもさほど変わりません。特養でも、夜間は2ユニット（約20人）を一人で担当するのが普通になっています。しかもその夜間スタッフは看護師ではなく、介護士、あるいはアルバイト要員だったりします。ですから、**必ずしも特定施設の「介護付き」老人ホームが無指定のサ高住よりも介護体制が優れているとはいえない**のです。

介護の質は設備や認可の分類ではなく、あくまでもスタッフの質、つまり「人」で決まります。このいちばん重要な部分が、パンフレットやWEB情報ではまず分かりません。直接施設に出向き、施設長や相談員、ケアマネジャー（介護支援専門員）といった現場を動かしている人たちと十分に話し合い、その施設全体を包む空気を観察し、経営方針やスタッフの人柄、介護という仕事に対する姿勢や哲学を見抜くしかないのです。

これは難しいだけでなく、かなり面倒な仕事です。しかし、親や家族の命を預ける大仕事なのですから、後悔のない選択をしたいものです。

親を施設に預けると決めた時点で、ある意味合理的な割り切りをしたわけですから、その割り切りに負い目を感じないために、また、自分自身の残りの人生に余計な悔いを残さないためにも、覚悟を決めて、徹底的に悩み、よりよい解決を目指しましょう。

そのための具体的な情報、考え方について、次章以降まとめていきます。

2 「特養」の最新事情・裏の裏

特養の中身が変わってしまった

介護施設というと、多くの人はまっ先に特養（特別養護老人ホーム）を思い浮かべるのではないでしょうか。

私の父が最初にお世話になったのも神奈川県内の特養でした（ショートステイで）。特養は正式名称を「介護老人福祉施設」といい、「介護老人保健施設（老健）」と並ぶ、公的介護施設です。

公的施設であるため、民間施設に比べると一般的に費用が安いことで知られていて、それ故に入所希望者に対して施設数が足りずに「なかなか入れない」ことでも有名です。

この特養の性格が大きく変わったのが２０１５年です。この年、介護保険制度が改定され、原則要介護3以上の高齢者（65歳以上）でないと入所できなくなりました。

現在（2020年7月時点）の基準では、
①要介護状態（要介護3以上）にあり、
②身体上または精神上著しい障害があるために常時介護を必要とし、
③かつ、居宅において介護を受けることが困難な人
であれば入所する条件を満たす、とされています。

厚労省の資料によると、2017年9月末現在、全国に特養は7891施設あり、入所者の要介護度別の割合は、要介護3が23・8％、要介護4が36・8％、要介護5が32・6％となっています。

要介護3以上といっても、実際には、要介護4と5が要介護3の3倍もいるわけで、相当重度の人でないと入れないのが実状であることが分かります。

要介護3以上というのは、ざっくりといえば、立ちあがり、歩行、食事、排泄、入浴など、生活の基本動作すべてに「全面的な介助」が必要な人——言い換えれば、24時間、誰かが見守り続けなければならない人です。

認知症の程度が重く、徘徊、妄想、異食（誤飲・誤食）、不潔行為などの問題行動をする人は、運動能力が弱っていなくても要介護3以上に判定されることがありますが、そのタイプの人は施設としてはいちばん入ってほしくない人ですから、入所判定会議ではねられやすくなります。

その結果、**現在の特養には、ほぼ寝たきりや、コミュニケーションがまともにとれない人ばかりが集まってきます。**

都内世田谷区立の特養「芦花ホーム」の常勤医であり、「平穏死」を提唱している石飛幸三医師は、著書の中でこう語っています。

特別養護老人ホーム（特養）の入所は、厚生労働省が要介護３以上に定めたので、衰えが進んで重症化している人ばかりが入ってくるようになりました。以前は、認知症で徘徊する人や「帰りたい、帰りたい」と騒いだりする人など体力的に元気な人がいましたが、いまはそんな元気な状態で特養に入ってくる人は珍しくなりました。
（『「平穏死」を受け入れるレッスン：自分はしてほしくないのに、なぜ親に延命治療をするのですか？』石飛幸三　誠文堂新光社　２０１６）

これは私が直接会って話を聴いた複数の特養の施設長も、みな異口同音に言っていました。かつては特養によって個性が発揮できたのですが、「要介護３以上」というルールを厳格に守らなければならなくなってからは、どの施設も同じような雰囲気になっていったというのです。

こうした状況によって、施設スタッフと個々の入所者との心の交流が減り、スタッフは

特養を選ぶべきか？

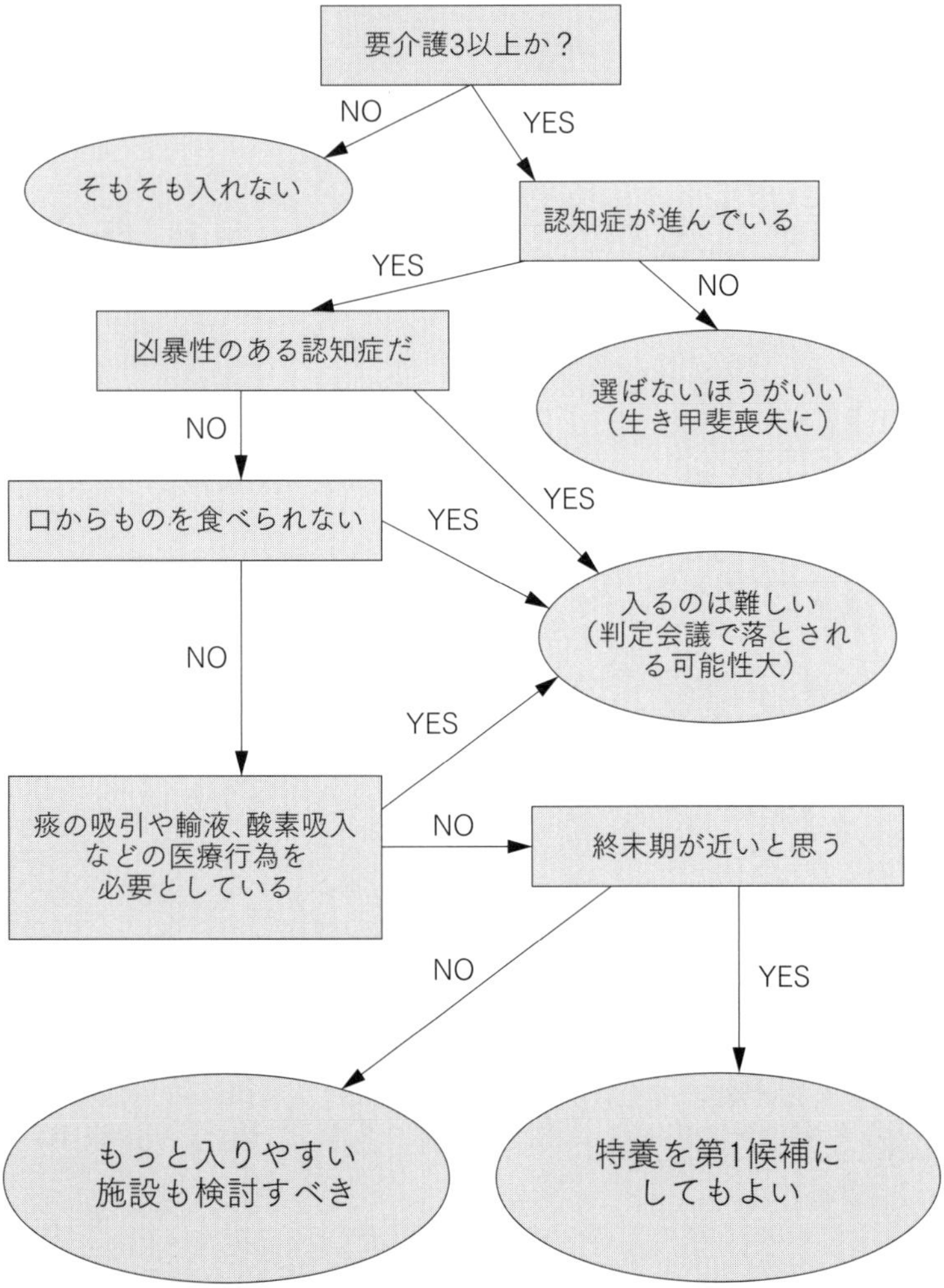
要介護3以上か？
NO
YES
そもそも入れない
認知症が進んでいる
YES
NO
凶暴性のある認知症だ
選ばないほうがいい
（生き甲斐喪失に）
NO
YES
口からものを食べられない
YES
入るのは難しい
（判定会議で落とされる可能性大）
NO
YES
痰の吸引や輸液、酸素吸入などの医療行為を必要としている
NO
終末期が近いと思う
NO
YES
もっと入りやすい施設も検討すべき
特養を第1候補にしてもよい

特養に入れてもいいかを考える基本チャート

決められた作業を淡々とこなすだけになりがちです。

こんな単純作業だけを毎日しているのなら、別に私でなくてもいいのではないか。ロボットでもいいのではないか。私は何をしたくてこの業界に入ったのだろう……。

心のケア、一人一人の個性に合わせたきめ細かい対応を心がけたいスタッフほど、自分の仕事に対するモチベーションが下がってしまうかもしれません。

認知症であっても、子供のように無邪気に振る舞い、特に他人を傷つけることなどない老人たちであれば、介護スタッフとのやりとりは一種の漫才のようになり、それを楽しむスタッフもいます。というより、そうしたやりとりを楽しめる天性の素質、性格を持った人こそ、介護という仕事を天職にできる、得がたい人材です。幸い、父の場合も義母の場合も、そうした明るい性格の介護スタッフに恵まれました。

しかし、常に無表情、無言、何を言っても反応が返ってこない、あるいは一方的に意味不明な声を発し続けたり、終始険しい表情でスタッフを敵対視するような入所者ばかりになると、本来優秀なスタッフも自分の仕事に生き甲斐を持ちづらくなります。

介護する側だけでなく、入所者側にも深刻な悲劇が生まれます。そうした環境に、ある程度頭がしっかりした状態で入所した人は、自分の周囲にまともなコミュニケーションができる人がいない閉鎖空間に閉じ込められるわけですから、どれだけていねいな介護を受けられようと、精神状態を正常に保つことが難しくなるかもしれません。

私はこれこそ今の特養が抱えているいちばんの危機要素ではないかと思っています。

特養は「死に待ち」施設なのか

ある特養のベテラン専属ケアマネジャー（年輩の女性）は、「正直に言えば、私は自分の親を特養には入れたくない」と明言していました。

目の前でそれを聞いたときは私もさすがに少なからぬショックを受けましたが、同席していた他のケアマネジャー、別施設のスタッフなどもみな苦笑するだけで、彼女のその発言に対して反論も非難もしませんでした。むしろ「それはそうよね」という顔で、静かに頷いたりしていたので、私はさらに衝撃を受けたものです。

特養の専属ケアマネジャーが「自分の親なら入れたくない」と言いきってしまうのですから、私だけでなく、普通の人は相当驚くでしょう。特養ってそんな地獄のような場所なのか、と。

今思えば、彼女の「自分の親なら入れたくない」発言は、そんなに単純な背景ではなく、いろいろな意味を含んでいたのでしょう。

特養に入れる人は要介護3以上で、生活のすべてに介助が必要な人たちである。その人たちがこれから先、今より状態がよくなって施設を出ていくことはまずない。つまり、あとは「死を待つだけ」である。自分の親がそういう状態になるのを見たくはない……そういう意味合いが強かったのだと思います。

特養に入ったら、そこから先はもう死を待つだけだ……というのは、ある程度覚悟しなければなりません。病気や怪我で病院に入院するのとは違い、「元気になってまた家に戻ろうね」とはならないのです。

それでも特養を第1候補に考えたほうがいい場合もあります。その主な理由は、

①一般の介護付き老人ホームやサ高住に比べれば、介護体制が整っていることが多い。

②費用が安い。

③一旦入れれば追い出されることはあまりない。

……といった長所があるからです。

しかし、この3つの長所も絶対ではありません。そういう場合が多いというだけで、個々の施設を比較したとき、これら3つの点でも特養より優れているサ高住だって存在します。

特に都市部の特養は、スタッフの出入りが激しかったり、基本料金部分（居住費や食費）が高額だったり、看取りはせずに、終末期には病院送りにしてしまうという施設が多いように思います。

ですから、**「特養だから……」という思いこみを一旦リセットして、あくまでもいろいろある介護施設の一つとして、候補となる特定の特養を観察する**ことが重要です。

ユニット型特養の裏事情

かつては特養というと、病院の入院病棟のような雰囲気で、一つの部屋に複数のベッドが置かれて間仕切りで仕切られている……といった「多床室型」が多かったのですが、今はまったく違います。

厚労省が2001年に、特養を「全室個室・ユニットケアへ整備をしていく」と発表したことで、その後に新設あるいは改装された特養ではほとんどがこの形になっています。

全室個室は文字通りですが、ユニットケア（ユニット型）というのはなんでしょうか。

これは、入所者を10人（通常）ずつのグループ（ユニット）に分けて、ユニット単位で食事やテレビ視聴などのリビング的共有スペースを設けるというものです。

ユニットのメンバーは基本的には固定され、毎日同じ顔ぶれで生活することになります。世話をするスタッフもユニット単位でほぼ固定され、10人がそれぞれの個室を持って生活しているシェアハウスのような雰囲気でしょうか。

初めて「今どきの特養」を見学した人は、想像していたよりもずっときれいで立派な設備であることに驚くでしょう。玄関ロビー周りはホテルか高級料亭のようで、ガラス張りの中庭があったり、レクリエーションルームには大画面テレビやカラオケセットが置かれていたり、談話室にはお洒落な調度品が飾ってあったり……。行き来するスタッフもみな笑顔で「こんにちは」と挨拶をしてくれます。

入所者棟に入っても、きれいな個室がズラッと並んでいます。広い洗面台はもちろん、トイレがある部屋も珍しくありません。最近では、ベッドに高性能なセンサーがついていて、夜間に入所者がベッドから出たり落ちたりすると感知してスタッフルームにアラーム発信するような設備もあります。

そうした光景を目にしただけで圧倒され、ここなら安心して親を預けられると思ってし

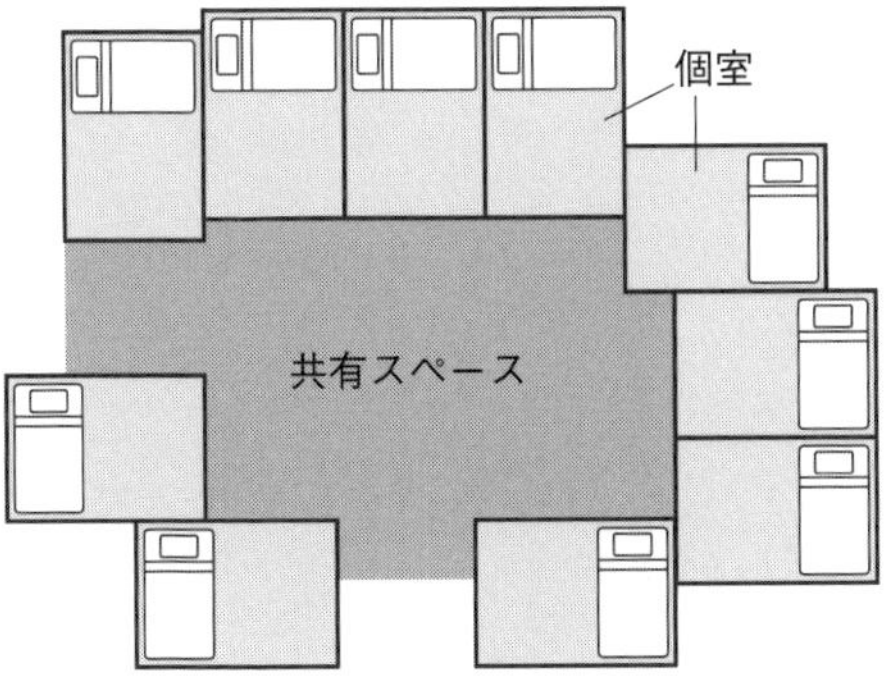

ユニット型の配置イメージ

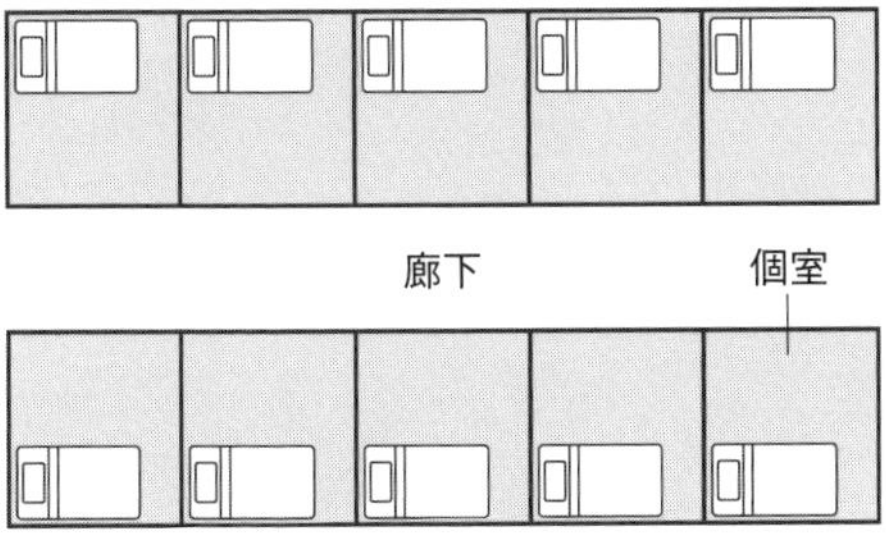

通常の個室型の配置イメージ

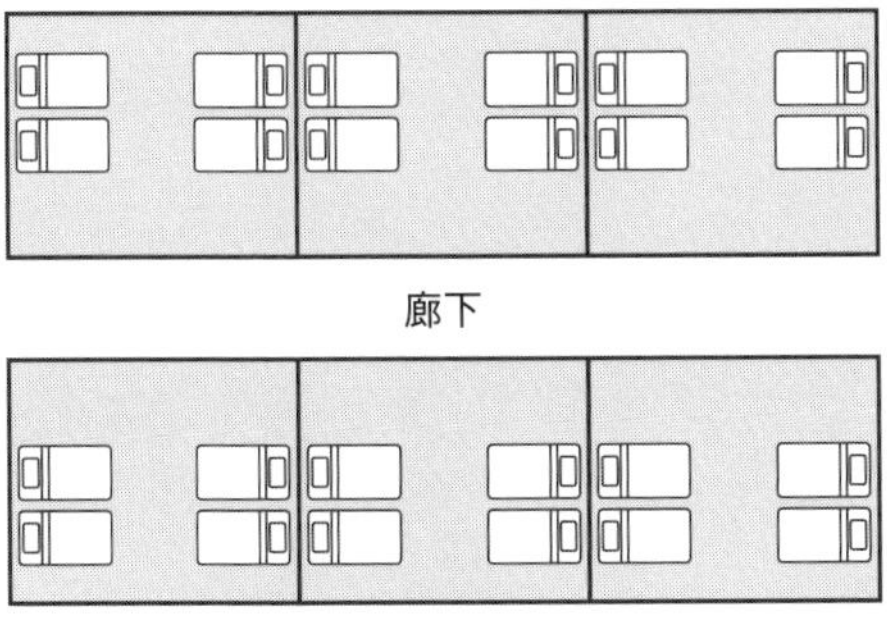

多床室型の配置イメージ
（厚労省のパンフレット資料より）

まうかもしれません。

最新設備は人手不足を補うためのものです。例えば、ベッドにセンサーをつけるのは、それによって夜間の見守りスタッフを減らせるのではないか、という発想です。寿司屋が回転寿司屋になり、さらにはタブレット端末注文から、レーンでテーブルまで届ける方式に進化していったのと同じようなものですね。合理性の追求はいいことです。

しかし、全室個室タイプは従来の多床室型に比べて快適で長所ばかりというわけではありません。弱点もあります。

昼間はよほど重度の要介護者でなければ共有スペースに連れ出して、数人まとめて様子を見ることができますが、椅子や車椅子に収まらず寝かせておくしかない入所者は、個室に一人残されがちで、その間はスタッフの目が完全に離れてしまうため、事故が起きやすいのです。事故が起きなくても、動けないまま部屋に一人残された入所者は、自力ではテレビを見ることもできず、静かな入院病棟にいるような孤独を味わうことになるかもしれません。

夜間はそれがさらに厳しい状況になります。

昔のような多床室や、大きな空間に個室が並んでいる配置であれば、50人の入所者をスタッフ2人でみるとしても、2人が連携して動くことができます。しかし、ユニット型は概ね10部屋ずつ分離されているので、一つのユニットの中で複数の入所者が同時にトイレに行きたいとか、異変を訴えたり、徘徊を始めたり、暴れ始めたりしたとき、他のユニットにいるスタッフとの連携・協力が難しくなります。

また、1ユニットに一人のスタッフが固定で担当するため、スタッフの技術や資質の差が平均化されず、レベルの低いスタッフが担当するユニットとレベルの高いスタッフが担当するユニットで介護の差が出やすいということもあります。

その弱点を軽減するため、最近の施設では、ユニット間に直通出入り口を設けて、夜間は隣のユニットの担当スタッフが行き来しやすいようにできるような工夫もされていますが、それでも多床室型に比べると、夜間は何が起きるか分からず、ストレスも手間も増えたと訴えるベテランスタッフがいるのは事実です。

さらには、ユニット型特養は従来の多床室型特養に比べると費用が高いということがあります。

一般の利用者（本人および同一世帯家族が市区町村民税課税世帯＝住民税を払っている世帯の人）の場合、居住費の基準費用額はユニット型は2006円／日ですが、多床室型は855円／日で、30日分だと6万180円と2万5650円で、3万4530円の差になります（2019年度介護報酬改定時）。

多床室型特養の裏事情

ユニット型特養にも様々な弱点があるとはいえ、では、従来の多床室型のほうがきめ細かい介護ができるのかといえば、そんなことはまったくありません。むしろ逆の要素が多いでしょう。

まず、感染症が発生したときの感染率が、個室の場合に比べて圧倒的に上がります。

2020年の新型コロナウイルス感染症発生後、介護施設で集団感染が発生し、運営危機に追い込まれるケースが続出しました。こうした事態が起きたとき、個室であれば部屋単位で感染者を隔離できますが、多床室型ではそうはいきません。今後はこうした「**感染症対策のしやすさ**」という違いが、今まで以上に大きな意味を持ってきます。

また、**多床室型のほうが大人数をいっぺんに相手にする流れ作業的介護になるため、人手を減らしやすく、結果として介護の質が落ちやすい**という側面があります。人手不足が深刻化する介護業界ですから、この傾向は今後ますます悪化するのではないかと懸念されます。

特養では、ユニット型も多床室型も、入所者3人に対して看護・介護職員が1人以上の割合でいることと決められていますが、実際の調査では、ユニット型が入所者1・7人対スタッフ1人に対して多床室型は2・1人対1人と、ユニット型のほうが手厚い介護体制になっています（厚労省資料・2017年）。

そして何よりも「同一空間に4人押し込められる」ことでの根本的な弱点があります。オムツ替えのときの悪臭に悩まされる時間や濃度は個室の何倍にもなりますし、同室に喚《わめ》き散らす人や問題行動を起こす人がいる場合のストレスは想像を絶します。身体拘束される可能性も個室よりずっと高くなるでしょう。

さらには、新しい施設と古い施設では経営に関わる幹部職員の運営方針や、スタッフの経験値や資質にも差があるようです。

父と義母がお世話になっていた小さな施設の施設長は、昔の介護教育と最新の介護教育では大きく違っていることを強調していました。新しい職員は経験こそ少ないが、新しい教育を受けてきている強みがある、と。そうした優秀な若いスタッフが、古い教育を受けてきた年輩の幹部職員の下で働くと、ストレスが溜まって労働意欲が低下するのだというのです。

普通に考えると、古い多床室型施設には年輩のベテラン職員が多いように思いますが、実際のデータを見るとそうでもないようです。ユニット型施設と従来の多床室型施設の運営状況を比較調査した研究報告書を見ると、ユニット型のスタッフの常勤対非常勤がおよそ9対1であったのに対して、多床室型はおよそ8対2。スタッフの平均年齢はユニット型が40・3歳に対して多床室型が36・3歳。経験3年未満のスタッフはユニット型が19・

5%に対して多床室型は30・7%と、むしろ新しいユニット型の施設のほうが経験豊富なスタッフが多いという結果が出ています（「介護老人福祉施設におけるユニット型施設と従来型施設の介護職員の業務量の比較による業務内容と業務負担との関連性に関する研究」人間と科学　県立広島大学保健福祉学部誌　2015年）。

サンプル数が少ないのでどこまで参考になるか分かりませんが、このデータを見る限りでは、**古い施設で少数の古株幹部スタッフが、入れ替わりの激しい若い臨時スタッフを使って切り盛りしている構図**がなんとなく浮かんできます。もちろんそうではない場合も多数あるでしょう。しかし、**最新の教育を受けた若手スタッフが従来の多床室型特養に入ると、自分が学んだ介護との違いに失望し、仕事への意欲をなくしてしまう**という話は実際によく耳にします。

ちなみに、前出の「自分の親は特養には入れたくない」と明言したケアマネジャーの女性も、古い多床室型特養の専属スタッフでした。

こうした根本的な弱点を考えれば、やはり多床室型よりもユニット型、個室型の特養を選択すべきだと思います。

もっとも、特養は狭き門なので、入所先を選べるような贅沢は与えられていないのが実状です。かといって、「妥協」してはいけません。納得のいかない施設に親を送り込んで「失敗した」と気づいた場合、その後悔を一生引きずることになりますから。

特養の入所は「順番待ち」ではない

生活のすべてに介助が必要なほど弱っていて、コミュニケーションも難しくなった状態の親を抱えている場合、特養を第1候補として考えることは間違いではありません。

しっかり運営されている特養を見つけることは容易ではありませんが、見つかったとしても、そこにすぐに入れるということはまずありません。

要介護3以上しか入れなくなってからは、地方の新設特養などでは常時空きがあるという異常な状況もあることはあります。しかし、あくまでも例外ですし、そもそもそういう施設は経営・運営が大丈夫なのか疑ったほうがいいかもしれません。

特養に面談に行ったり、申し込みをしに行ったりすると「今は80人待ちです」とか、場合によっては「300人待ちです」といった説明を受けることになりますが、実はこの人数は単純な順番待ちではありません。極端な話、300人待ちの特養に申し込んで、すぐにその人が順番の最上位になることだってありますし、逆に、10人待ちくらいの特養に10年待っても入れないということもあります。

これは、**特養の側で、申し込み者の事情や状況を考慮して優先順位を常に変えているから**です。

義母の入居先を探して訪ねた新しい特養（できてまだ1年半）の施設長は、面談のときにそのことを明言していました。

「入居の順番は申し込み順ではありません。いちばん新しく申し込みされたかたが数十人飛び越して順位1位になることもあります。実際、明日私が面接に行く順位1位のかたは、ごく最近に申し込みされたかたです」

この施設には私たちも申し込みをしましたが、やはり順番は回ってこず、ご縁はありませんでした。

では、その順位はどのような要素によって変更されるのでしょうか。

緊急度が高い、必要度が高い人ほど上位にする、というのが第一義ですが、それだけではありません。はっきりいえば「**特養側が入れたいと思う人を上位にする**」のです。

この「入れたいと思う」理由が施設によって大きく違ったりします。

緊急度が高いからこの人を優先して入れたい、という理由はもちろん共通しているでしょうが、そうした要素とは別に、「コネ」なども大きく影響します。

施設の経営者や運営者の縁故、スタッフの紹介といった身内のコネの他に、地元の議員の紹介・推薦・口利きというものもかなり幅をきかせているのが現実です。

そんな馬鹿な、と思うかもしれませんが、私は実際にそうしたケースを知っていますし、特養の施設長を含め、ケアマネジャー、相談員など複数の施設関係者に確認しても、みな異口同音に「コネは大きいですね」と認めます。

特養の運営は、基本、自治体か社会福祉法人に限られていますが、実際には自治体直営の特養はごくわずかで、ほとんどは「社会福祉法人」が経営しています（２０１７年10月時点で経営母体の95％。厚労省「平成29年介護サービス施設・事業所調査の概況」）。

この社会福祉法人とは何かというと、障害者や高齢者の福祉施設、保育園、医療機関、介護福祉士や保育士を養成する専修学校などの経営母体が「社会福祉事業」を行うことを目的として設立した公益法人です。利益追求が目的ではない公益法人であるため、法人税や事業税、固定資産税などが原則非課税だったり、自治体から補助を受けやすいなど、一般の企業が運営する施設に比べると大きな優位性を持っています。

しかし、経営しているのはあくまでも役所ではなく、医療機関や教育機関の経営者、関係者です。民間の学校や病院がつぶれることが珍しくないのと同じように、経営上の問題を抱えている社会福祉法人は少なくありません。

また、政府や自治体との関係が強いため、政治家、医療団体、製薬会社などの医療関連業界、地元の有力者などがコネをきかせやすいという面もあります。

特養にすぐに入りたければそうしたコネを探せ、とはいいたくありませんが、特養の順番決定にはそうした要素もあるということは知っておいてください。

特養に入るための「技術」

特養は公的施設であるため、入所するには自治体（市区町村）が定める方法で申し込みをしなければなりません。

方法は自治体によって大きく2つに分かれます。一つは、細かな内容を書き込んだ入所申込書類を、自治体、あるいは自治体の定めた受け付け窓口に提出する方法。もう一つは希望する施設に直接申し込む方法です。例えば横浜市や川崎市、東京都世田谷区は前者ですが、東京都板橋区やさいたま市は後者です（2020年7月時点）。

どちらの方法かによって、少しでも早く入るための戦略も違ってきます。

前者の場合、申込書類にかなり細かな項目が盛り込まれていることが多いです。例えば横浜市では、申込書類のチェック項目に「主たる介護者である家族の状況」という項目があり、

①主たる介護者である家族がいない（音信不通を含む）
②主たる介護者である家族が入院・入所・県外
③主たる介護者である家族はいるが、（□要介護、□要支援、□高齢、□療養、□障害、□育児、□就労、□他介護）のため介護できない
④主たる介護者である家族はいるが、上記以外の理由で介護が困難である

⑤いずれにも該当しない

……という5つから選択させるようになっています。

こうした項目への回答で、緊急性が高いものに高い点数をつけて、合計点の高いものの順位を上げていきます。右の例では、先に書いてあるほうが点数が高いことは容易に想像がつきますね。

中でも、介護者の家族が入所者本人の介護にどの程度関われるか、今の住環境がどうなのかといった点は特に重視されます。質問項目以外に「特記事項」「追記欄」などがある場合は、そこにも事情をしっかり記入して（書ききれなければ別紙を添付してでも）、こちらの事情を余すところなく伝えましょう。

後者の場合は申込書類も簡略化されている場合が多いです。また、判定（順番決定）に自治体の介入度が低く、施設自身の判断（裁量）でほぼ決まる傾向があります。

施設に直接申し込むわけですから、その際、**施設の相談員やケアマネジャー、できれば施設長に直接面談を申し込み、書類提出だけでなく、こちらの状況の緊急度などをしっかりと伝えること**が最重要です。要するに「紙よりも生の言葉」が結果を大きく左右します。

どちらの場合でも、最終的には特養が「入ってほしい」と思う人を優先させます。

しかし、入所希望者の実際の「緊急度」「困窮度」を正確に把握することは難しいので、施設の経営・運営を守るため、次のような要素も重視されます。
①年金がしっかりある（支払いが安心）
②きちんとした後見人（家族）が近くにいる（いざというときの対応が確実）
③要介護度が高いわりにそれほど手がかからなそう（要介護度が高ければ介護報酬点数も高い）
④小柄でおとなしい（入浴などの介助が楽。問題を起こさなそう）
⑤持病などがなく、医療にかかる確率が低そう（点滴や胃瘻《いろう》などになると対応できない）
面談の際はそのことを頭に入れて、こうした点がクリアされていることをアピールしてください（もちろん嘘や誇張はいけませんが）。

特養は「安い」のか？

特養は費用が安いという認識を持っている人が多いと思いますが、その「安い」はどの程度なのでしょうか。

特養の費用が老人ホームやサ高住に比べて安いのは「社会福祉法人等による利用者負担の軽減制度」というものが適用されたり、利用者世帯の収入に応じて「特定入所者介護サービス費」（補足給付）が設けられたりしているからです。

「特定入所者介護サービス費」の対象者は世帯の収入合計に応じて4段階で判断されます

が、いちばん負担額が低い第1段階は「生活保護受給者、老齢福祉年金受給者で本人および世帯全員が市区町村民税非課税の人」、その次の第2段階は「本人および世帯全員が市区町村民税非課税で合計所得金額＋年金収入金額が80万円以下」というものなので、ほとんどの人は該当しないでしょう。

その上の第3段階「本人および世帯全員が市区町村民税非課税で第2段階に該当しない。または市区町村民税課税層における特例減額措置の適用を受けた人」か、第4段階「市区町村民税課税世帯の人」に入る人がほとんどだと思います。

この区分けで注意すべきは、入所者本人の所得ではなく「**本人が所属する世帯全員の所得**」である点です。本人の収入（年金など）が低くても、**親子が同一世帯で、子に収入がある場合はその収入が算入されてしまう**のです。

ちなみにこの、本人単独の所得ではなく、本人が所属する「同一世帯の所得合計」によって負担額が変わるという制度は、特養の居住費・食費の負担限度額だけでなく、介護保険の負担割合（1～3割負担）、介護保険料そのものなどもそうなっています。つまり、**介護が必要となった親が子と同じ世帯になっていると大変な損になってしまう**のです。

理不尽なことではありますが、同居していた親が自立生活が不可能になった時点で、住民登録の上では「世帯分離」しておくことも考えたほうがいいでしょう。「そんな非情なことはできない」と思うかもしれませんが、場合によっては年間１００万円以上の負担額

特養１日の費用例

項目名	単価（単位数）	数量	単位	金額	医控	税	消費税等
《入所》							
31～31日							
介護保険一部負担額				1,006	＊	非	
【保険分内訳】							
ユ型福祉施設Ⅰ３	(778)	1	回				
福祉施設日常生活継続支援加算２	(46)	1	回				
福祉施設看護体制加算Ⅱ１	(13)	1	回				
福祉施設夜勤職員配置加算Ⅱ１	(27)	1	回				
福祉施設初期加算	(30)	1	回				
福祉施設処遇改善加算Ⅰ	(74)		回				
福祉施設特定処遇改善加算Ⅰ	(24)		回				
【実費分】							
特定入所者・居住費（ユニット型個室）	1,310	1	日	1,310	＊	非	
特定入所者・食費	650	1	食	650	＊	非	
（食事代（入所））		1	食			非	
預り金管理費	10	1	日	10		非	
合計				2,970			

要介護３、介護保険１割負担、負担限度額第３段階で地方のユニット型特養の実例。医療費など含まず基本費用のみ

の差が出ます。家族全体の経済負担を減らすことが、結局は親のためにもなります。

さて、特養に入ったら「特定入所者介護サービス費」（補足給付）の制度を使えますが、すでに述べたように、特養でも古い多床室型と２００１年以降に作られたユニット型ではかかる費用がかなり違います。

ユニット型の場合、第４段階「市区町村民税が課税されている人」だと、負担軽減の対象外なので、居住費の基準費用額は２００６円／日で30日だと６万１８０円。食費の基準費用額が１３９２円／日で30日だと４万１７６０円

（2019年度介護報酬改定時）ですから、居住費と食費の基本費用だけで毎月10万円以上はかかります。これに介護費用の自己負担分（要介護度によって違う）や医療費や日用品の購入費などなどが加わりますから、ざっと毎月十数万円はかかります。**場合によっては特養でも月20万円を超えることもある**かもしれません。

また、都市部の特養と地方の特養でもかなり費用が違ってきます。もちろん、都市部のほうが高額です。

漠然と「特養は費用が安い」というイメージが定着していますが、実際には複雑な要素が絡んできて、利用者の状況や場所などによって費用が大きく変わるということは覚えておきましょう。

ロングショートステイという「裏技」

ほとんどの特養にはショートステイ（短期入所生活介護）というサービスが併設されています。これは本来、在宅介護の介護者の負担を減らす目的でできた制度です。

介護者（子）が仕事の都合や入院などでどうしても親の介護ができなくなったとか、本人が病気で入院していたが、退院後すぐに在宅介護に戻すのは難しいのでリハビリを兼ねてプロの介護を受けたいとか、本入所を考えているが特養の雰囲気を事前に確認するために「お試し利用」してみたいといった目的に使えます。

ショートステイには介護保険が使えますが、連続30日が限度です。しかし、実際にはこのショートステイを連続して利用しながら本入所の順番を待つということが一部の特養では許容されており、俗に「ロングショート」とか「ショートロング」などと呼ばれています。ショートなのにロングというはこれいかに、ですが、呼び方が矛盾していることで分かるように、本来の利用方法ではありません。制度の趣旨を逸脱した「裏技」といえます。

ロングショートステイを認めるかどうかは、特養のある自治体の指導の厳格さや施設そのものの運用方針で大きく違ってきます。

ロングショートは本来の利用法ではなく、ショートステイを本当に必要としている利用者の不利益を生むので一切認めない（応じない）としている特養もあれば、31日目の費用を介護保険適用外として全額自己負担させることで、実質上、本入所しているのと同じように長期間ショートステイ棟に「住まわせる」ことを認めている特養もあります。さらには、ロングショートを認めるとしても、30日目は必ず一旦出てもらい、1日置いてからでないと再利用させないという特養もあります。これは伝聞ではなく、私自身が違う地域の複数の特養に直接確認していますし、実例も知っています。

ショートステイ棟に入りっぱなしで何ヵ月も出ていかないというのは普通ではないので、施設内でも他の利用者や利用者家族からの疑惑を招いたり、スタッフ会議で問題として提起されることもあるでしょう。緩いロングショート運用をしているケースでは、施設関係者や有力者のコネが関係していることも多いように感じます。

ただ、命に関わりかねない緊急度の高い申し込み者なのにどうしても入所順番が間に合わないという場合、施設側が特例的にロングショートで対応しようとすることまで「制度の趣旨に反する」と責めるのもいかがなものかと思います。

「なんとかしてあげたい」という気持ちを持たずに杓子定規なルール運用に徹する介護施設には、安心して親の介護を任せられないと、私なら感じます。ギリギリまで工夫して、今目の前にいる困っている人の助けになりたいという精神、血の通った対応の結果のロングショートというケースはたくさんあるはずです。

特養にはすぐには入れません。事情が逼迫している場合は、**施設との面談の際、ロングショートについての対応も確認しておく**といいでしょう。場合によっては柔軟な対応をしてもらえるかもしれません。

ロングショートの落とし穴

運よくロングショートで特養に入れたとしても、ロングであろうがショートステイは本入所とは違うことを知っておいてください。

まずは医療の対応です。

本入所であれば、日常の医療は特養の専属または契約医師が定期的に往診に来てくれ、薬の処方などもすべてやってもらえます。風邪をひいたり、下痢をしたりといった症状が出たら、医師がやってきて診察し、必要な処置をしてくれます。場合によっては施設が契約している病院に施設スタッフが連れていって診察を受けさせます。

しかしショートステイでは、普通はそこまでやってくれません。すぐそばに医師がいるにもかかわらず、家族が呼び出され、家族の手で病院に連れていかなければならなくなったりします。薬も、施設側が用意してくれませんから、家族介護者が処方箋を持って薬局に行き、もらってくる必要があります。要するに在宅介護のときと基本的には同じです。

中には、本入所者と同様に施設の契約医師が定期往診してくれたり、提携病院で薬を処方させて投薬管理してくれるところもありますが、これはかなり特別なケースでしょう。また、そこまでやってくれる特養があるとしても、その場合はケアマネジャー事務所（居宅介護支援事業所）を特養の専属の事務所にする（ケアマネを変更する）ことが前提になるはずです。

いずれにせよ、ロングショート中の医療サービス対応については、自治体の指導や施設の運営方針によって大きな違いがあります。

また、ロングショートはあくまでもショートステイであり、在宅介護のオプションであるということから、**ロングショートステイ中に終末期を迎えても、施設は看取りをしたが**

りません。在宅介護者を一時的に預かっているときに死なせてしまった「事故」とみなされてしまう危険があるからです。

こんな例があります。

Aさんは自宅で訪問医の定期診療や訪問看護ステーションからの看護などを受けながらひとり暮らしをしていましたが、終末期を迎えようとしていました。そんな中、2019年の台風19号豪雨で自宅が床上浸水して住めなくなってしまい、仕方なく、自宅を修理している間、緊急避難的に同じ市内の特養にロングショート扱いで入れてもらいました。しかし、どんどん弱っていき、ついには終末寸前を告げる喘鳴《ぜんめい》を始めます。

特養は、離れて住む息子さんに電話でそのことを伝えますが、息子さんは終末期にある親を病院に救急搬送することの怖さを知っているので、そのまま看取ってほしいと言います。しかし特養側は、「ここで亡くなられては困るので、救急車を呼ばないなら自宅で看取ってほしい。自宅までは施設の車で送り届けるが、万一その車内で息を引き取っても、あくまでも亡くなったのは自宅に戻ってからということにしてほしい」と要求しました。

Aさんは自宅に戻される途中の車内で息を引き取りましたが、遺体はそのまま修理中の自宅に運ばれ、水没した床を剝がして剝き出しになったままの根太《ねだ》にコンパネの板を渡した上に寝かされました。その作業を手伝った現場にいた大工さんたちはさぞ驚いたことでしょう。

連絡を受けて駆けつけた主治医（訪問医）は、そこで死亡確認をし、遅れてやってきた息子さんに死亡診断書を渡しました。診断書ではもちろん、死亡場所は「自宅」とされていました。

……これはその訪問診療医から直接聞いた話ですが、かなり極端な例だとは思います。しかし、同じ特養で生活していながら、本入所とショートステイではこれだけ扱いが違うこともある、ということは知っておいたほうがいいでしょう。

医療施設直結の施設が安心とは限らない

特養入所中に容態が急変したとき、施設がどのような対応をするのかは重要な確認事項です。

国の指導もあり、今では特養で看取りをするのは当たり前になってきましたが、それでも「うちでは看取りまではしません。終末期になったら医療対応ができないので、提携している病院に入っていただきます」という特養もあります。

私なら、そうした特養に親を任せたいとは思いません。「できる限り看取りまで対応します」と約束してくれる施設を選びます。

医療機関が運営母体となっている特養では、同じ敷地内に同じ運営グループの病院があるとか、いざというときにもすぐに医療対応ができるということをウリにしていることがあります。

高齢者施設内でよく起きる容態急変の一つが誤嚥性《ごえんせい》肺炎による発熱や呼吸困難です。唾液や飲食物、胃液などが気管に入ってしまい、それに混じって細菌が気管から肺に入り込んで起こす肺炎は、高齢者にはいつ起きてもおかしくありません。そうした場合、併設の病院があれば症状が悪化しないうちに素早く対応できますので、非常に心強いメリットです。

しかしこれは、考えようによっては「怖い」ことかもしれません。

病院としては終末期の高齢者を救急で受け入れ、医療点数の高い検査や処置を目一杯施せば収入につながります。今は特養も病院も経営が逼迫しているところが多いので、そういう対応をされてしまわないとも限りません。終末期が訪れたタイミングで、入所者をさっさと系列病院に運び込む施設があるのは事実です。

そこまで施設側を信頼しないのはいかがなものかと言われそうですが、特養探しをしているとき、ある地域密着型小規模施設の施設長からは、そのことを何度も言われました。

「一旦病院に入ってしまうと、あっという間にいろんなことをされてしまって、家族でも簡単には手を出せなくなってしまいますよ」

もちろん、風邪をこじらせたり、軽い肺炎を起こした場合は、併設病院があることが大きなメリットになります。**体力回復のための一時的な点滴や酸素療法なども、医療機関と**

連携がとれる特養であれば、入院させずにいつもの部屋で対応してもらえる可能性があります。これは非常に大きなメリットです。

併設の病院が大きな総合病院なのか、入院病床のないクリニック規模のものなのかによっても、対応は違ってくるでしょう。少数の病床やCT（コンピュータ断層撮影装置）を備えている中規模病院ぐらいがいちばん融通がききそうですが、いずれにせよ医師がどのようなポリシーを持っているかで運命が変わります。

突き放した言い方かもしれませんが、特養に入るという時点で、その人は人生の最終コーナーに入っており、終末期が近いのです。家族が望むべきは、少しでも穏やかに、不安や苦痛なく人生の最後の時間を過ごしてほしいということでしょう。

特養の附属診療所所長をしている中村仁一医師は、著書の中でこう書いています。

> 老人の入院治療は、過剰医療になりがちです。また、歩けたものが歩けなくなるほどの廃用症候群（使わなければ身体の諸機能が衰える）が起こり、生活の中身（QOL）が低下したりします。これは高齢になればなるほど起こります。このように功より罪のほうが多くなるように見受けます。（中略）
>
> 老人に医療は、絶対不可欠と考えられてきましたが、その医療も、かなり浅いところに限界があるわけですから、むしろ、暮らしの中の援助手段の一つにすぎないと考

えるべきではないかと思います。

　そして、銘々が〝自分の死〟を医療者の手から奪回しなくてはならないのです。

　さもないと、〝医療づけ〟〝病院づけ〟の中で、悲劇的な結末を迎えなければならないと思います。（『「治る」ことをあきらめる「死に方上手」のすすめ』中村仁一　講談社＋α新書　2013）

　残酷な言い方かもしれませんが、特養などの介護施設に入るのは、幸せに生きるという以上に、**幸せに死ぬための準備**です。幸せな死に場所にならない施設を選んではいけません。

　特養に限らず、介護施設に入るときは、終末期への対応は徹底的に話し合い、理解し合ってから契約してください。

3 「老健」の最新事情・裏の裏

特養の空き待ちには利用できなくなりつつある

老健は正式名称を「介護老人保健施設」といい、医療ケアやリハビリを必要とする要介護状態（要介護1以上）の高齢者（65歳以上）を受け入れる施設です。

病院から退院したもののすぐには家に戻れない状態であるとか、日常的に医療行為が必要なために在宅介護が難しい高齢者を介助・介護することを目的としていますが、特養とは違って「死ぬまで面倒をみる住処」ではありません。あくまでも自宅復帰を目標にリハビリをするための「短期間の利用施設」という位置づけです。そのため、入所期間も原則3〜6ヵ月程度とされ、3ヵ月ごとに、延長して入所させ続けてもいいかという判定会議も開かれます（形式だけで形骸化している場合もあるようですが）。

しかし、特養があまりにも入れない状況が続いたため、老健が特養の入所順番待ち避難所、駆け込み寺のようになっていきました。死ぬまでいてもいい特養とは違って、一定期間後は退所させる前提の老健のほうが「回転率」が高い（入所者の出入りが多い）ため、入りやすいからです。

特養に入所申し込みをしに行った人が、特養の相談員などから「うちは今順番待ちが多すぎて当分入れないので、とりあえず老健に相談してみたらどうですか」と言われることもあります。私自身、何度かそうした提案を受けました。特養の側でも、老健を「特養難民の受け皿」と認識しているわけです。

その結果、**老健にリハビリなど到底無理な要介護度の高い高齢者も入ってきて、特養との区別が曖昧になる傾向**があります。それに対応するために、老健によっては、本来の「リハビリをして家に帰すのが目標」の入所者とは別に、特養待機老人のために極めて緩いプログラムを組んだグループを分けて運営したりもしています。

私が知っている例では、本来は数ヵ月で出ていかなければいけない老健に、なんと7年間も連続して入って、看取りまでしてもらったという人がいます。こうなると特養と何が違うのか、ということになりますね。

しかし、こうした「柔軟な運用」が、度重なる介護保険制度の改定で難しくなりました。国がそうした運営を減らすようにと厳しく指導するようになったからです。

7年も老健にいさせてもらい、看取りまでしてもらったという人の例も5年以上前のことです。今はそんなことは望めそうにないということを、まずは知っておきましょう。

要介護3以下なら老健も選択肢に

老健を選択肢に入れていい代表的なケースは、
①経済的な余裕がなく、月20万円台の出費は無理で、
②要介護度が3以下で本人が比較的元気で、
③薬価の高い薬や酸素吸入を常用していない場合です。

主に経済的理由で民間の有料老人ホームを諦め、特養か老健かという2択を考えている場合は、特養より老健のほうが入りやすいことは事実です。

要介護が2以下であれば最初から特養は諦めなければなりませんが、**要介護3であっても、特養に入るのは相当難しい**のが現状です。

特養と老健の入所者を要介護度別の割合で見ると、特養はおよそ7割が要介護4、5ですが、老健は逆に要介護1〜3が6割近くを占めています。要介護3であれば、特養を諦めて最初から介護体制がきめ細かそうな老健を探すほうがいいかもしれません。老健にもデイサービスやショートステイはありますので、入所はせず、なんとかそれらのサービスでしのぎながら特養の本入所判定を待つという作戦もありえます。

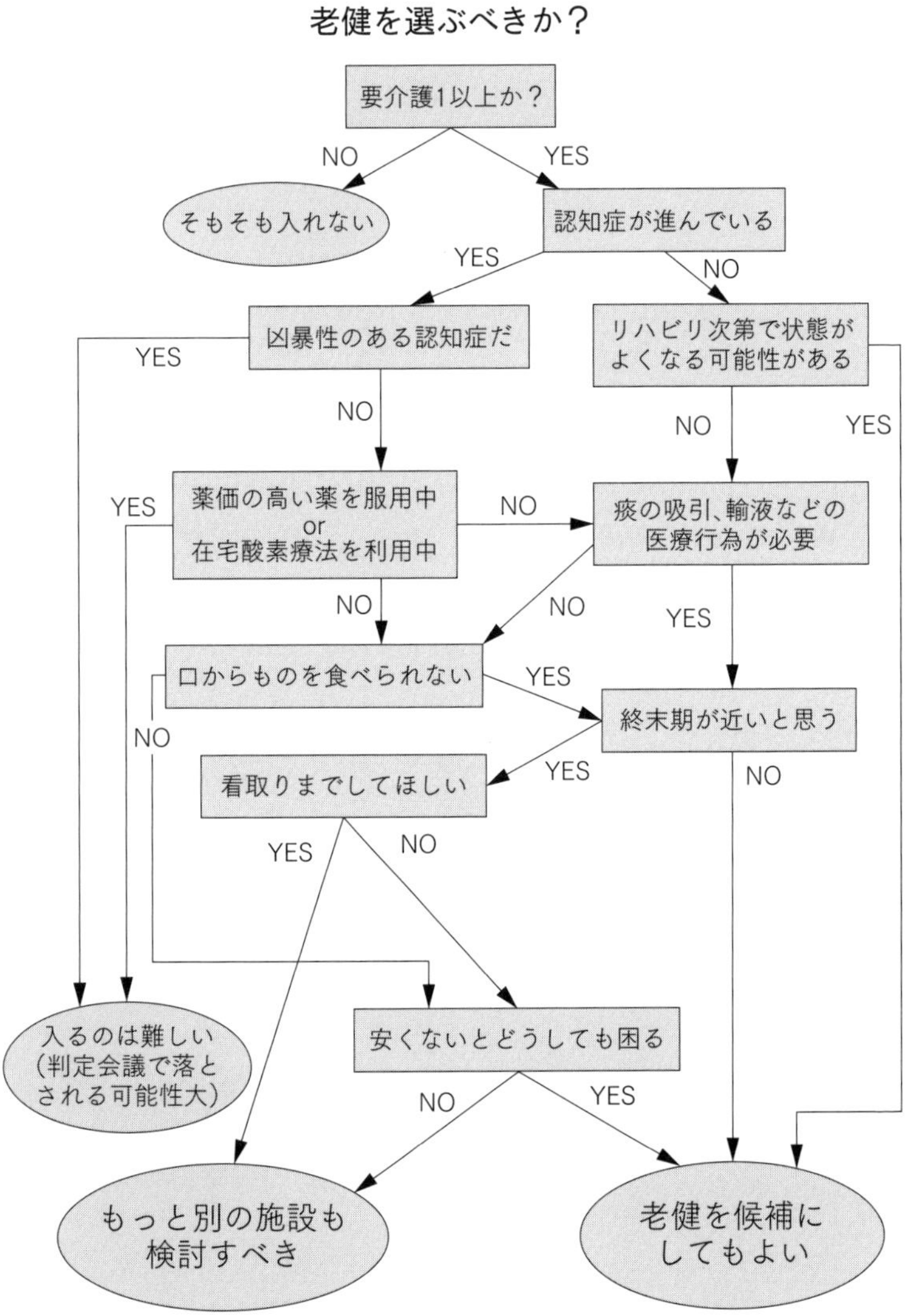
老健を選ぶべきか？
要介護1以上か？
NO
YES
そもそも入れない
認知症が進んでいる
YES
NO
凶暴性のある認知症だ
リハビリ次第で状態がよくなる可能性がある
YES
NO
NO
YES
薬価の高い薬を服用中 or 在宅酸素療法を利用中
YES
NO
痰の吸引、輸液などの医療行為が必要
NO
NO
YES
口からものを食べられない
YES
終末期が近いと思う
NO
看取りまでしてほしい
YES
NO
YES
NO
入るのは難しい（判定会議で落とされる可能性大）
安くないとどうしても困る
NO
YES
もっと別の施設も検討すべき
老健を候補にしてもよい

老健に入れてもいいかを考える基本チャート

ただし、特養の順番待ちで老健を使おうとした場合、**老健に入った時点で特養への入所緊急性はなくなったと判断されるため、一気に順番を落とされる可能性が高くなります。**

具体的に入りたい特養があって、すでにそこに入所申し込みをして順番待ちをしている場合は、自宅で待機するよりも入所できる時期が遅れると思ってください。

寝たきり老人にもリハビリをさせざるをえない？

要介護度が4や5の重度要介護者も受け入れ、場合によっては看取りもしているという老健専属のベテランケアマネジャー（50代男性）と2時間以上話をしたことがありますが、2015年の制度改定以降、もともと厳しかった経営がますます困難になったと漏らしていました。

老健はリハビリをしないと介護報酬点数が稼げないので、リハビリなどできない重度の要介護者が入ってくるのは経営にも影響するわけです。しかし、そうした人たちを一律に拒否してしまうと、本当に行き場がなくなり、本人も家族も途方に暮れることになる。「特養難民」の窮状にも応えつつ、なんとか経営も維持するために、いろいろな苦労がある、とのことでした。

口腔内衛生を保ち、嚥下《えんげ》障害を改善するために口をしっかり開けるリハビリ、車椅子でも手を動かして血の巡りをよくするリハビリ……など、何らかの理由をつけた負荷の少ない「リハビリ」をすることで、老健本来の運営をしていますよ、という形を作らないといけない……と。

これに対して、外部のケアマネジャーからは「老健はお勧めしません。入ると無理矢理リハビリさせられ、ご本人が辛いことになりますよ」と言われました。

確かに、終始ぐったりしているような終末期の近い高齢者にとっては、無理矢理口を開けさせられたり、手脚を掴まれて動かされたりするような受動的なリハビリであっても、相当な苦痛になるでしょう。**肉体的には「機能改善」になるかもしれませんが、目的を理解できない高齢者には精神的苦痛**になります。

スタッフの考え方も、特養と老健ではだいぶ違います。

特養では、入所者の最大の楽しみは食べることなのだから、できるだけ個人の嗜好に合わせて食べたいものを食べさせてあげたい。残り少ない命なのだから、少しでも苦痛を与えるようなことは避けたい。なるべくしたいことをさせて、したくないことはしなくていいようにしてあげたい……と考えます。

一方、老健のスタッフは理学療法士や作業療法士も多いので「頑張ってこれをしましょうね」「できませんか？　もうちょっと頑張りましょう。はいもう一度」……ということになりがちです。食事も、決められた療養食のような味気ないものを与えられて「美味しくなくても身体のためですから、頑張って食べましょうね」となりそうです。

それが老健本来の姿なので、やめてくださいとも言えません。また、そうした「リハビリ」の現場を家族が直接見ることはほぼないので、何をどうしている（されている）のか分からないのも不安です。

すでに相当弱っている親を、特養にはすぐには入れないから老健へ、というのは安易すぎる解決策です。**親の状態をよく観察した上で「リハビリの危険性」「リハビリが与える苦痛」を想像してみる**ことが必要です。

老健の医療対応は特養よりも優れているのか

こう書いていくと、老健は「危ない施設」のように思われてしまうかもしれませんが、もちろん長所もあります。端的にいえるのは、特養よりも医療体制が整っているということです。

老健の経営母体の多くは医療法人です（厚労省調べでは約75％）。特養と違って、**老健には医師・看護師がほぼ常駐しています。**夜間も、特養では看護師が担当することは稀ですが、老健では看護師が夜勤に回ることが普通ですから、容態急変などには、特養より迅速に対応できる可能性が高いでしょう。

痰の吸引や経管栄養を行える資格を持ったスタッフも特養より老健のほうが多いので、対応力があります。

デイサービスやショートステイでも、特養より老健のほうが医療スタッフが多いので、何かあったときの緊急対応能力は高いと考えられます。

しかし、老健自体は医療行為を積極的に行う施設ではありません。なぜなら、**老健は介護保険を基本にした施設**であり、介護保険の給付が受けられる場合、同じ医療行為（医療サービス）であれば、介護保険からの給付が優先し、原則として医療保険からは給付しないと決められているからです。

老健の入所者が、投薬、注射、点滴、急性疾患の治療などが必要となった場合、併設の病院では一部を除き**医療保険が使えません**。基本、すべて介護保険扱いとなり、それで補えない場合は老健の持ち出しとなってしまうため、薬価の高い薬を継続的に処方したりすると、たちまち老健の経営を圧迫することになるのです。

在宅酸素療法（ＨＯＴ）をすでに常用している人、あるいは今後必要となりそうな人も、老健は受け入れたがらない傾向があります。

老健入所後に、投薬や外部医療機関の診療などでトラブルが起きる事例は数多く耳にします。「入所時に持参した薬が切れた後は知らないうちに投薬がやめられていた」「うちではその手の薬は処方できないので、一旦退所して別の病院で診療を受けてくれと言われた」「入所前に予約していた専門医への定期検診に行ったところ、医療費を全額負担させられた」といった類の内容です。

老健の入所判定では、持病や今行っている医療処置の内容（常用薬の種類、人工透析や在宅酸素療法など）について細かく調べられますが、それは「この人を入所させた場合、経営を圧迫されないか」を確認しているのです。高額な医療行為や投薬があると、それだけで入所を断られる可能性があります。その際も本当の理由は説明してもらえないかもしれません。

皮肉なことですが、投薬や酸素療法などの医療が必要な人の場合は、医師や看護師が揃っている老健よりも、医療保険が使える特養のほうが問題なく迎え入れられるということはあります。

安価で介護とリハビリをしてくれるけれど、希望の医療を受けられない可能性のある老健。一定の金額で介護も医療も受けられる特養――というとらえ方もできるでしょうか。

しかし、老健が投薬を控えることが必ずしも悪い結果につながるとは言いきれません。抗認知症薬や抗精神病薬は概して薬価が高いので、医療点数を稼ぐためにポンポン処方する医師がいますが、その結果、本来、自分の身体が備えている力で状態をよくする可能性が残っている人まで薬漬けになるリスクも上がります。老健の「非薬物療法」であるリハビリを重視する姿勢がよい結果につながる人もいるはずです。

そのへんは入所者の健康状態だけでなく、性格や精神状態にも大きく関係しますので、家族が慎重に見極める必要があります。

特養と老健の部屋タイプ比率　（単位：％）

	特養	老健
	平成28年（2016）	平成28年（2016）
総　数	100.0	100.0
個　室	73.4	45.1
ユニット型	59.1	15.6
その他	14.3	29.5
2人室	7.9	12.1
ユニット型	0.0	0.0
その他	7.9	12.1
3人室	0.8	2.1
4人室	17.8	40.7
5人以上室	0.1	0.0

老健は個室タイプが少ない

長期入所に対して緩い対応をしてくれる老健であっても、住環境という意味では特養よりも劣っている場合が多いです。

まず、老健はリハビリをするのが第一義ですから、特養に比べれば職員の動きが多く、ワサワサと落ち着かない雰囲気になりがちです。病院の入院病棟よりは居心地がいいかもしれませんが、長期間そこで「生活する」ということになった場合、穏やかな気持ちで過ごせるのかどうか、事前に十分確認しておく必要があります。

老健は特養に比べて新設数も総施設数も少ないため（2017年10月時点で全国の特養の施設数7891に対して老健は4322。厚労省調査）、全般的に古い施設が多く、また、本来が短期入所を前提としているため、今でも多床室型の施設が数多くあります。

厚労省の調査では、特養の個室化率が7割を超えているのに対して、老健の個室化率は5割に届いていません。さらにはユニット型の比率を見ると、特養の36％に対して老健は

特養におけるユニットケア化 2016年10月1日現在

	総数	ユニット型	一部ユニット型
ユニットケア実施施設数の割合（%）	36.7	36.0	0.7
ユニットケア実施施設の定員の割合（%）	36.8	36.4	0.4
平均ユニット数	7.1	7.1	4.5
1ユニット当たりの定員（人）	9.9	9.9	9.9

老健におけるユニットケア化 2016年10月1日現在

	総数	ユニット型	一部ユニット型
ユニットケア実施施設数の割合（%）	10.5	8.6	1.8
ユニットケア実施施設の定員の割合（%）	6.6	5.8	0.8
平均ユニット数	5.5	5.8	3.7
1ユニット当たりの定員（人）	10.0	10.0	10.1

8・6%と4倍以上の開きがあります（2016年調査時）。

ユニット型の老健は、見た目はユニット型の特養と変わりありません。食堂などの共有スペースや浴室もユニット別に用意されているので、従来の多床室型の老健と比べると、長期滞在したときの居心地やサービスの質が相当違うと思ったほうがいいでしょう。

一方、ユニット型の老健は居住費が高いので、経済的理由で老健を候補にしている場合は費用の点で難しくなるかもしれません。1ヵ月にかかる総費用は負担限度額第3段階の人でざっと10万円超、第4段階で14万円超ですが、多床室型だとこれがそれぞれ約6万円と8万円超というように、4万～6万円の差が出ます。ユニット型と多床室型で費用に差が出るのは特養も老健も同じです。

老健でも看取りをしてくれるのか？

特養の待機所的に駆け込める老健が減ってきているとはいえ、老健側も鬼ではないので、行き場のない特養難民の受け皿になることを完全に拒否することはまずありません。特養には入れない、かといって緊急性のある病気や怪我のケースではないので急性期病院への入院にはできない……という介護難民に対して、できる範囲でなんとかしてあげたいと思っている老健スタッフは多いはずです。

しかし、看取りまでとなると、老健によって対応や考え方が大きく異なります。

幸い、全国老人保健施設協会（全老健）の現会長である東憲太郎氏は、「中間施設」と位置づけされる老健でも、看取りや終末期医療（ターミナルケア）に取り組むべきだという考えで、副会長時代の２０１２年に「介護老人保健施設における看取りのガイドライン」の作成・公表にも関わっています。

それでも、**積極的に看取りまでするという意志を持った老健は特養に比べればずっと少ない**ですし、「看取りは老健の役割ではない」と拒否感を持っている職員が多いのも確かです。

全老健が２０１１年に行った調査では、「老健施設の機能としてターミナルケアへ積極的に取り組むべきか」という質問に対して、「取り組むべき」と答えた施設（施設長・施設管理者）は有効回答のうちの36％にすぎず、「取り組むべきではない」が9％、「どちらともいえない」が55％という結果でした。今はもう少し「取り組むべき」が上がっているかもしれませんが、「施設の中で死なせる」ことに抵抗を示す老健が少なくないことが分かります。

また、この質問では「ターミナルケア」という言葉が使われていますが、ターミナルケア（終末期医療）と看取りは似ているようでも違います。

看取りとは「近い将来、死が避けられないとされた人に対し、身体的苦痛や精神的苦痛を緩和・軽減するとともに、人生の最期まで尊厳ある生活を支援すること」であると定義されています（全国老人福祉施設協議会「看取り介護指針・説明支援ツール」２０１４年）。

これに対してターミナルケアとは、終末期を迎えた人に点滴や酸素吸入などの医療的ケアを中心に施し、苦痛を緩和させつつ、できるだけ生活の質（ＱＯＬ）を保たせようとすることとです。簡単にいえば、**看取りは「介護」の範疇**（最終章）**ですが、ターミナルケアは「医療行為」**です。

痛みの緩和はしてほしいですが、点滴などで死の瞬間を徒《いたずら》に延ばすのは、死を迎えようとしている人にとっての冒瀆行為ではないかと、私は考えます。しかし、医療スタッフが多い老健では、喘鳴（呼吸音がゼイゼイゴロゴロと大きくなり、一見苦しそうに見える）が始まったような人に対して「何もしない」ことに罪悪感を覚える職員が多いかもしれません。

この「感じ方の違い」「考え方の違い」は、同じ施設で働いていても、医師と看護師、あるいは看護師と介護士で違うこともありますし、スタッフ全員が意思統一することはなかなか難しいことです。ましてや、その場に家族が立ち会っているときは、家族の意向を尊重しますから、判断が揺れ動きがちです。

老健は特養以上に、個々の施設による性格が大きく異なります。利用者個人との相性のよしあしも、他の施設より出やすいです。老健は公的施設だから安心だろうという思いこみは一旦捨てて、個々の施設の運営方針、特に**リハビリの柔軟性や看取りに対する取り組み姿勢を確認することが絶対に必要**です。

個々の施設によって、地獄にも救世主にもなりえるのが老健です。

4 「民間老人ホーム」への大誤解

誤解を与える「老人ホーム」区分

さて、ここまでは「介護保険施設」と呼ばれる特養と老健について説明してきました。介護保険施設には他に、長期入院して療養する「介護療養型医療施設（療養病床）」がありますが、療養病床は2017年度末で廃止され、新規設置はありません。6年間の移行期間が定められていて、2023年度で終了することになっています。そもそも「療養病床」という呼称が示すように、介護施設というよりは医療施設（病院の入院病棟の延長的施設）であり、本書では扱いません。

ということで、ここからは特養と老健を除いた他の介護施設に話を移しますが、本書ではこれらをひっくるめて「民間老人ホーム」と呼びたいと思います。

まっ先に力説したいのは、ほとんどの介護ガイドブックやWEB情報では、**特養と老健**

以外の老人介護施設についての区分説明が誤解を与えている、という点です。

よく目にするのは「有料老人ホーム」と「サービス付き高齢者向け住宅（サ高住）」に大別した上で、有料老人ホームをさらに、

①**介護付**（介護保険制度上の「特定施設入居者生活介護」の指定を都道府県から受けている）

②**住宅型**（その施設のスタッフは介護サービスを提供せず、入居者が訪問介護などの在宅介護サービス事業所と契約して、外部事業所を通して介護サービスを受ける）

③**健康型**（主に健康状態がよい高齢者を対象として、掃除・洗濯・食事などの生活支援サービスを提供するホテル型の施設）

……といった分類をしている例です。

この分類は、これから介護施設を探そうとする人たちにとってかなりの誤解を与えていると思います。

そもそも「有料老人ホーム」という名称が変です。無料の老人ホームなど存在しないのですから。

まず、施設選びにおいて有料老人ホームとサ高住を区別するのはあまり意味がありません。

有料老人ホームは厚労省の管轄で「公的施設として認められている介護保険施設には含まれず、一般に民間企業が運営する高齢者向け施設」、サ高住（サービス付き高齢者向け住

「民間老人ホーム」の大誤解　典型例

■有料老人ホームはサ高住よりサービスの質も料金も高い　⇒×

……有料老人ホームとサ高住の違いは主に「届け出」区分の違い。サービスの質は個々の施設によって大きく違うので、施設の「区分け」「区分」での評価はできない。

■ていねいな介護を求めるなら都道府県から「特定施設入居者生活介護」の指定を受けている「介護付有料老人ホーム」を選ぶべき　⇒×

……介護の質は従事する介護スタッフの質で決まるので、特定施設指定を受けているかどうかはあまり関係ない。外部サービス併用か施設内サービスかは形式上の違いだけで、やっていることは実質同じということも多い。

■料金の安い民間老人ホームで介護サービスを受けるのは無理だ　⇒×

……むしろ低料金を設定しているサ高住のほうが要介護度の高い入居者を求めている傾向がある。介護保険適用のデイサービス施設併用で、経営グループ全体の収益向上をはかっている。

■要介護度が高いと民間老人ホームでの費用も高くなる　⇒×

……要介護度が低いと介護保険が使える割合も低くなるので、自己負担部分が増えて実際の費用は高くなる可能性がある。

■大手の企業がやっているホームはサービス内容も横並びだ　⇒×

……同じ経営グループのホームでも、施設長の質の違いで環境は天国と地獄ほど違ってくることがある。

宅）は国交省と厚労省の共同管轄で「老人が住むことを前提とした賃貸マンション」という意味合いで分けられていますが、どちらも入居対象者のゾーンが広すぎて、名称による区分けがあまり意味をなさないのです。

法令上の違いとしては、有料老人ホームは届出制（義務）で、各自治体は有料老人ホームの設置運営の指導指針（ガイドライン）を策定し、その基準に基づき事業者の指導・監督を行うことになっています。ただし、これには法的拘束力はなく、設置に必要なのは許可や認可ではなく単なる「届け出」で、各自治体は届け出を拒否することもできません。

サ高住はさらに法的な規制は緩く、任意の情報登録制度にすぎません。登録には国が定める一定の基準を満たす必要がありますが、その基準はほとんどが建物に関するもので、提供しなければならないサービスは状況把握（安否確認）と生活相談のみです。

それよりも、利用者が感じるいちばんの違いは契約形態の違いでしょうか。有料老人ホームは、その施設を利用する権利を購入する「利用権」形式であるのに対して、サ高住は「住宅」としての賃貸借契約です。

有料老人ホームの多くは契約時にまとまった額の入居一時金をとるところが多いので、なんとなく有料老人ホームのほうがサ高住より高級で、サービスもしっかりしているような印象を持つ人が多いのですが、それも大きな誤解です。

例えば、入居者の基準条件を「重度の疾病がなく、入居者が自力で生活できる65歳から

79歳」としている「聖路加レジデンス」は、入居金総額が2億1450万〜5億6450万円（税別）という超高級老人ホームですが、法制上はサ高住です。サ高住は有料老人ホームよりもレベルが低いなどとは到底いえないことがお分かりいただけるでしょう。

ですから、介護施設選びにおいては、有料老人ホームなのかサ高住なのかではなく、その施設がターゲットにしている入居者層がどういう資産階層なのか、また、どの程度の要介護者を想定しているのかを知ることから始めないといけません。

聖路加レジデンスのように入居費用が億単位というような施設は本書では扱いません。また、「シニア向け住宅」という触れ込みでも、介護サービスが外部事業所からの訪問介護のみで、デイサービス施設や訪問介護事業所が併設されていない施設も扱いません。さらには、有料老人ホームとしての届け出もサ高住としての登録もせず、一般のアパート、マンションを少し改装して「シニア向け住宅」と名乗っているような「老人ホームもどき」も扱いません。

介護サービスが日常的に必要で、起きて生活している日中は基本的にずっと見守っていてもらう必要がある要介護親を入居させることを前提に話を進めます。

具体的には、

・基本費用が月額10万円台からせいぜい20万円台まで
・訪問介護事業所やデイサービス施設などの介護サービスが併設されている

……という2つの条件を満たす施設です。

有料老人ホームもサ高住も、特養や老健のような公的施設とは違い、行政からの「縛り」は緩いといえますが、だからといっていい加減な運営をすればたちまち悪評が立って人が集まらなくなるので、様々な工夫・努力を重ねて、介護サービス内容の向上に努めています。

以下、よい施設かどうかを判断する材料としての説明は、「サ高住」「有料老人ホーム」の区別に関係なく基本的に同じことがいえると理解して読み進めてください。両者を区別する必要がない場合は「民間老人ホーム」、あるいは単に老人ホーム、ホームという呼び方をしています。

居室面積が広いからよいとは限らない

有料老人ホームとサ高住の違いの説明では、居室面積の違いもよく取り上げられます。法令上、有料老人ホームの居室が13㎡以上とされているのに対して、サ高住は原則25㎡以上と、ほぼ倍の広さを求められています。しかし、この「原則25㎡以上」も、食堂や談話室などの共有スペースが十分に取られていれば18㎡以上でOKということになっており、介護サービスがついていても月額費用が20万円台までのサ高住は、ほとんどが居室面積18㎡です。自治体によっては条件付きでさらに狭くすることもできます。例えば、東京都では、既存住宅を改修して整備する場合は13㎡以上にまで落とすことを認めています（「東京都の登録要件基準表」）。

13㎡、18㎡、25㎡といわれて、その広さを実感できる人がどれくらいいるでしょうか。1畳は約1・62㎡で換算されますから、13㎡は8畳に相当します。同様に18㎡は11・1畳、25㎡は15・4畳です。

国交省の定める「ホテル基準客室」規定や厚労省の定める「旅館業法施行令」では、ベッドを置くシングルルームは9㎡以上と定められています。ビジネスホテルなどで「狭いなあ」と感じるような部屋は大体10㎡前後でしょうか。

都内のワンルーム賃貸物件の専有面積は13～20㎡くらい。これはバス・トイレやキッチンユニット部分、クローゼットなども含まれているため、実際に「部屋空間」として使えるのはせいぜい11～13㎡くらいでしょう。特養や老健のユニット型居室も10・65㎡が最低基準とされています。

そう考えると、サ高住に多い居室面積18㎡は決して狭くはありません。実際、特養の個室（10・65㎡）を見た後で18㎡のサ高住の居室を見ると「広いなあ」と感じます。

そもそも、食事や排泄、入浴といった生活行動全般に介助が必要となっている高齢者は、個室に風呂やキッチンが付いている必要はまったくありません。むしろ、個室の面積よりも、食堂や談話室などの共有スペースが広々している環境のほうがずっと暮らしやすいし、気分もいいでしょう。介護するスタッフも、個室は狭くても共有スペースは広いという施設構造のほうが、その逆よりずっと介護しやすくなります。

つまり、**個室の面積の広さは介護サービスの質にはつながらない**のです。

「特定施設」指定にこだわる必要はない

有料老人ホームとサ高住の区分けにあまり意味がないことはお分かりいただけたと思いますが、では、「介護付き」を謳っている民間老人ホームとそうでないホームの違いはなんでしょうか。

広告やパンフレットなどで**「介護付き」「ケア付き」と表記できるのは、都道府県知事から「特定施設入居者生活介護」の事業者指定を受けた施設**だけです。それ以外の施設では「介護付き」とは書けないので、「充実介護」とか「介護も安心」など、違った表現をするのに苦労しています。

特定施設の指定がないと介護保険の給付対象とはなりません。となると、特定施設の指定を受けていない一般のサ高住では、介護サービスを諦めるか、極めて高額な介護費用（全額自腹）を覚悟しなければならないのでしょうか？

そうではありません。**特定施設の指定を受けていない民間老人ホームで介護サービスの提供を前提としている施設は、デイサービス施設や訪問介護事業所を併設**しています。これらはホーム本体とは別の運営ということになっていますが、同じ建物内や敷地内に設置されており、**昼間は実質上介護付き老人ホームとして機能**しています。

デイサービス施設と訪問介護事業所は介護保険適用施設として認可されたものなので、入居者の介護には特定施設での介護と同じように介護保険が適用されます。特定施設では介護保険からの支払いが特定施設入居者生活介護による「包括式」、その他の施設は介護サービスごとの区分支給限度額方式による「区分式」という違いです。要するに、特定施設とそうでない施設では、**介護スタッフが所属しているのがホーム本体なのか併設事業所なのかの違いだけで、やっていることはほぼ同じ**なのです。

ただし、特定施設ではユニット型の介護をしているところがありますが、デイサービス施設併設のホームではユニット型はまずありません。ユニットケアにすると、デイサービスのときに介護スタッフを分散配置させる必要があるので、スタッフに余裕がない施設ではほぼ無理だからです。

すでに説明したようにユニットケアの利点は数々あります。それを重視して、最初から「ユニットケア型の特定施設」を探すという選択は大いにありえます。ただし、ユニットケアを実施している施設の費用は、当然高めに設定されています。

ユニットケアでない場合は、特定施設かどうかが介護サービスの質に直結することはほとんどありません。

併設サービス方式のほうが夜間の対応力が落ちるのではないかと思うかもしれませんが、夜間の見守りがスタッフ一人に対して入居者が30人前後というのはどちらの方式でも変わりません。その夜間のスタッフが看護師であることもまずありません。

ちなみに、特養の場合でも、夜間の見守り体制は充実しているところで1人対10人。平均すると1人対15〜20人くらいで、夜間に看護師が常駐することは稀です。医療スタッフが充実している老健とは差がありますが、夜間の見守り体制に関しては、特養も民間老人ホームもそれほど大きくは違わないのです。

業者が介護施設を建てるときに、特定施設の指定を受けるか、それとも併設事業所方式にするかは、その地域の特性やその後の事業展開計画などを考えた上で都合のよいほうを選ぶだけのことです。例えば、介護サービス関連の事業所を別にしておけば、デイサービスに外部からの利用者を呼んだり、訪問介護サービスを外部からの在宅介護要請に回すこともできますので、柔軟性の上では有利になります。

首都圏から北関東を中心に44ヵ所の介護施設を経営しているA社では、介護付有料老人ホームが21ヵ所、サ高住が20ヵ所、グループホームが3ヵ所という内訳です。このうちの有料老人ホームとサ高住に実質的なサービスの差はほとんどありません。

サ高住は契約時に住宅としての賃貸借契約と同じように仲介手数料や敷金といった名目での費用がかかりますが、有料老人ホームも似たような意味合いの契約金（入居保証金など）がかかるのが普通なので、これも名目の違いだけで大きな差ではありません。

介護サービスの質は料金ランクによって違うのか

民間老人ホームは、得られるサービスの内容も料金も大きな違いがありますが、まずは料金面での違いについて見ていきましょう。

多くの人が想定しているのは、月にかかる実費（自前の費用）が20万円前後というホームではないでしょうか。もう少し幅を持たせれば、18万～28万円あたりのゾーン。

介護保険を使うので、費用は要介護度や介護保険の利用者負担割合（1割・2割・3割）によって違ってきますが、ざっくりいえば、ユニット型老健やユニット型特養よりも4万～8万円くらい高いというイメージです。要介護度によっても違ってきますが、介護サービスをフルにつけた場合、どうしてもこの程度はかかってしまいます。

介護保険を使える部分は同じなので、個々のホームによる**費用の違いは、主に居住費と介護体制**による差です。特に居住費（部屋代）は、そのホームがある場所の不動産価格によって大きく違ってきます。

次ページの表に示した地方都市のサ高住は、デイサービス施設を同じ建物内に併設している廉価タイプ。一方、首都圏の介護付き有料老人ホーム（特定施設）は、ユニットケアタイプで、看護師が24時間365日常駐しているかなり高級な施設。月額で10万円以上の

某地方都市郊外のサ高住の月額費用例

（2020年7月時点）

家　賃	61,500円	（非課税）
共益費	12,960円	（非課税）
生活支援サービス費	24,200円	（税込）
食　費	38,880円	（軽減税率8%込）
合　計	137,540円	（税込）

介護サービス利用料（介護保険適用）

要介護3の場合	270,480円	
利用者負担分	27,048円	（1割の場合）
総　　計：	164,588円	

※医療費や日用品実費などは含まない最低限基本費用

首都圏の介護付き有料老人ホーム（特定施設・ユニットケア）**の月額費用例**　（2020年7月時点）

家　賃	123,000円	（非課税）
管理費	117,150円	（税込）
食材費	22,620円	（軽減税率8%込）
合　計	262,770円	（税込）

（他に契約時に敷金738,000円が必要）

介護サービス利用料（介護保険適用）

要介護3の場合	270,480円	
利用者負担分	27,048円	（1割の場合）
総　　計：	289,818円	

※医療費や日用品実費などは含まない最低限基本費用

差があります。

介護サービスの質によって料金が大きく変わってくるとしたら、介護保険を適用できない部分に大きく人件費を投入している場合ですが、それができるのはかなりの高級施設です。

意外に思うかもしれませんが、料金が低く設定されているホームほど、要介護度の低い入居者は歓迎されません。はっきりと「要介護1以上」（要支援は不可）を入居条件としているホームもあります。

これは、要介護度が低いと基本の介護報酬点数もひと月に使える上限点数も低いため、介護保険からの収入があまり得られないからです。言い換えれば、**介護保険からの収入をしっかり算入しない限り、低価格の老人ホームは経営が成立しない**のです。

区分支給限度額方式では、介護保険から給付される1ヵ月あたりの上限額（限度額）は、要介護1で16万7650円、要介護3で27万4800円、要介護5で36万2170円（2019年10月改定）で、要介護1と5では月額20万円も違います。ちなみに要支援1は5万3200円にしかならないので、要介護1との差が12万円近く、要介護3とは22万円の差があります。この差がそのまま事業者への収入の差になるのです。

介護保険で補えないサービス分はすべて利用者の自己負担になりますから、**要介護度が低くても入居できるホームで介護サービスをフルに受けた場合は、利用料金表には出ていない追加費用をどさっと請求される**ことにな

要介護度別の支給限度額

要介護度	支給限度額
要支援1	50,320円
要支援2	105,310円
要介護1	167,650円
要介護2	197,050円
要介護3	270,480円
要介護4	309,380円
要介護5	362,170円

※1ヵ月あたり

ります。

介護保険の支給限度額までサービスを利用する場合、負担割合が1割なら、要介護3の自己負担額は月額2万7048円、要介護1では1万6765円となり、約1万円の差ですが、要介護1だと介護保険でカバーできない部分の費用が膨らむため、実際には自腹で出ていく費用は要介護3より増えます。

ですから、要介護度が高いと費用も高いと単純に考えるのは早計ですし、料金が低く設定されているホームだから介護サービスの質が低いとも一概にはいえません。

民間ホームは施設ごとの個性を出しやすい

特養や老健は公的施設で、法令の縛りがきつく、自治体からの指導なども民間ホームより厳しいので、施設独自の判断でできることが限られています。こういう施設にしたいという理想を持っていても、それを実現できない壁が多々あります。

また、要介護4、5の重度要介護者が多いため、施設内の空気がどんよりして、活気がなくなりがちです。そんなところに、ある程度頭がしっかりしている人が入ると、一気に鬱状態になって、身体だけでなく精神状態もどんどん悪化し、死期を早めてしまうこともあります。

同じような規模の特養と民間ホームを実際に見学すると、雰囲気がかなり違うのに気づけるでしょう。内部の清潔感や設備の充実度は同じでも、民間ホームのほうが概ね明るく、活気があると感じると思います。

民間のホームは公的援助が特養や老健よりはないので経営的には厳しいですが、その分、独自の工夫で施設の個性を作り上げることができます。

浴室の入り口に「湯」と染め抜いた暖簾を掛けて温泉ホテルのようにしたり、共有スペースに電話ボックスやバス停のようなオブジェを置いて施設全体を小さな街のようにデザインしたりといった工夫を凝らすだけでも、雰囲気がかなり違ってきます。

各個室の入り口に「○○先生」と書いた表札を出しているホームもありました。施設長に訊くと「入居者はみんな私たちより人生の先輩であり、師であるという意味で、こんな表札にすることになっているんです」とのこと。これはその施設独自のアイデアではなく、経営しているグループからの指示だそうですが、そうした遊び心のようなものは、特養ではあまり見られません。

また、入居者の要介護度に幅があるため、入居者同士が仲よくなって毎日会話を楽しんだりする機会も出てきます。自力では立ちあがることも車椅子に移ることもできないような人でも、頭さえある程度はっきりして生きた会話ができるなら、特養よりは民間ホームのほうが幸せに暮らせる可能性が高いかもしれません。

民間が経営しているために、合理性の追求も徹底しています。

私が知っているサ高住は、共有スペースがある1階にトイレが10ヵ所並んでいます。居室はすべてトイレ付きなので、これらのトイレは主にデイサービス時に使うためのものです。

「すごい数のトイレですね」と施設長に言うと、「私たちの仕事の多くは排泄介助なので、どんなときでも素早く、スムーズに、滞りなく行うために、こうなっています」と答えてくれました。

そんなところにも、民間施設ならではの合理性がうかがえ、感心したものです。

しかし、合理性の追求が行きすぎると、介護の質よりも経営効率が優先されることにもつながるので、運営責任者のバランス感覚や、介護という仕事に対する哲学、信念が問われるところです。

対応力に幅のある施設を選べ

利用者（親）の健康状態がある程度しっかりしているなら、特養よりも明るい雰囲気の民間ホームを選んだほうがいいと思いますが、入居したときは元気でも、その後、どんどん弱っていくことも考えなければいけません。要介護度が進んでほとんど寝たきりのようになっても、最後までしっかり介護してもらえるホームかどうかを見極めることが重要なのです。

なんとか自力で動けるうちは賃貸マンションに住んでいる感覚で気ままに過ごし、弱っていくにしたがってデイサービスを受ける度合を増やしていければ理想的です。それができれば、状態が変化していってもそのたびに転居先を探す必要はありません。

しかし、ただでさえ経営がギリギリの民間ホームで、要介護度の違う入居者すべてにバランスよく対応するのは至難の業です。動ける人と寝たきりの人が同じ居住空間にいる状況で、限られた人数のスタッフがそのどちらにも目を配らなければいけないわけですから。

民間ホームの中には、デイサービスルーム（食堂、レクリエーション室、機能訓練室を兼ねている広いスペース）の横に、間仕切りのない、畳を敷いた寝室スペースを設けているところもあります。寝たきりの入居者やすぐに眠ってしまう体力のない人はそこで寝ていてもらいつつ、動ける人や元気な人はテレビを見たり雑談したりレクリエーションに参加したりするといったスタイルです。

一見、雑然としていて見苦しく思えるかもしれませんが、動けない入居者が目の届く場所にいることで、スタッフが少数でも常時見守りができ、個室に一人残しておくよりも安全が確保できるという面もあります。また、動けない人が昼間長時間個室に取り残される孤独感を和らげることができるかもしれません。

もちろん、そうしたざわついた空間を苦痛に感じる入居者もいるでしょうが、身体が弱ってくると、一人で閉じ込められているよりは、周囲に人の気配を感じられる場所、生活臭のある空間にいるほうが安心感を得られるということもあります。

隅から隅まで清潔に掃除され、一見きれいな空間がよい住環境だとは限りません。要介護度が高くなって意識レベルが下がっている人と、自分で歩き回れる自由がある一般の人とでは、見ている景色も違うのです。

自分の親は今どんな精神状態で、どんな景色を見ているのかと想像してみてください。完璧に管理された冷たい空間より、人間臭さや生活の息づかいが感じられ、熱を発している空間のほうが幸せになれるのかもしれません。

同一企業グループでも個々の施設で大違い

2000年に介護保険法が施行されて以来、老人福祉施設の運営を「保険制度からの援助を受けて運営できる介護サービスという商品」としてとらえる企業が増え、様々な業種の企業が、民間老人ホームの設立・経営に乗り出しました。学研、ベネッセ、イオン、ソニー、パナソニック、NTTコミュニケーションズ、SOMPOホールディングス、ALSOK、レオパレス21、ゼンショーホールディングス（すき家、なか卯、ココス、はま寿司などの外食チェーン経営母体）……などなど、介護とは一見なんの関係もなさそうな分野の企業が続々と参入してきています。

企業間の合併・買収も活発で、例えば、「小僧寿し」は2016年に介護・福祉事業をしていた「けあらぶ」を子会社化して介護事業に乗り出し、けあらぶ社はさらに「介護サポートサービス株式会社」を子会社としてサ高住の運営を開始しましたが、わずか3年後の2019年には小僧寿し本社が「介護サポートサービス株式会社」の全株式を業務用食品商社の東洋商事に譲渡して、事実上介護事業からは撤退しています。

介護業界での倒産は小規模事業者が多いのですが、2019年には東京・神奈川・埼玉・千葉を中心に37棟・2270室の有料老人ホームを運営していた大手の「未来設計」が倒産しています。

名の知れた大手企業が経営母体になっていれば安心だと感じる人も多いでしょうが、そもそも**経営母体の大きさは施設のサービスの質とはあまり関係がありません**。

介護という仕事は、本来は経営効率、利益追求とは相反する要素をたくさん抱えた仕事です。大手企業の冷徹な経営方針と現場で働くスタッフとの気持ちが大きく乖離していけばいくほど、サービスの質が落ちていくこともあります。

実際、同じ経営グループに属する同じ名称の施設でも、個々の施設によって雰囲気もサービスの質も大違いになっている例は少なくありません。同じ都道府県内、同じ市区町村内にある同一グループの施設でも、「△△△ホームA町」はきめ細かな対応で評判なのに、すぐ隣町の「△△△ホームB町」はクレームだらけで入居者も集まらない、などということがあります。

こうした現場でのサービスの差、施設内の雰囲気の差は、主に施設長や運営責任者の資質の差によって生じます。個々のスタッフの資質にあまり差がなくても、施設長がやる気がなかったり、パワハラもどきだったりすれば、働いている人たちのモチベーションは下がり、いいスタッフは辞めていってしまいます。

大手企業が経営している場合、狭いエリアに複数の施設を建てていることも多いですが、複数が入居先候補にあがっているなら、必ずそのすべてを見学し、施設長なり相談員などのキーパースンとしっかり面談してください。**一見同じように見える施設でも、内容がまったく違うことが珍しくありません。**

さらに注意したいのは、大手企業グループの施設では、上からの辞令によって施設長が異動になることが珍しくないという点です。面談したときの施設長は「できる人」で、施設全体の雰囲気もよかったのに、契約直後に施設長が替わってしまい、どんどん雰囲気が悪くなっていくということもあります。こればかりは利用者側で予測することは難しいので、対処のしようがありませんが。

私はあるサ高住を見学したとき、そこの施設長に系列の別施設のことをそれとなく訊いてみたことがあります。というのも、外部のケアマネジャーなどからの情報で、その系列施設（名称はまったく同じ）の評判があまりよくなかったからです。

すると、「あそこは施設長が高齢で、最近辞めてしまったんです」と、少し歯切れ悪い口調で言われました。そのやりとりだけで、なるほど、と想像がついたものです。

しかし、私が見学したその施設の雰囲気は大変よく、施設長も仕事に誇りを持って真面目に取り組んでいらっしゃるかたでした。

介護施設の質はそこで働く人たちの質で決まります。特に施設長の資質の差は大きいので、見学の際には極力施設長と面談できるように事前予約しておくといいでしょう。

施設によっては、施設長はあまり現場に出てこず、相談員やケアマネジャーなどの肩書きのスタッフが実質の運営を回していることもあります。面談の際には、施設内でのキーパーソンが誰かを見抜き、その人とじっくり話をしてみてください。

杓子定規な対応ではなく、**個々の事情・状況にどれだけ耳を傾け、本音で相談に乗ってくれるかで**、その施設の介護の質が見えてきます。

地域密着型サービスって何？

２００６年から国が肝煎りで始めた「地域密着型サービス」というものがあります。認知症や要介護になった高齢者が住み慣れた地元地域で住み続けられるように、地域に根ざした柔軟な介護サービスを提供するという触れ込みで、主にグループホーム（認知症対応型共同生活介護）や「小規模多機能型居宅介護」（デイサービスが中心だが、訪問介護やショートステイにも対応可能）が中心ですが、定員30人未満の比較的小規模な特養や民間老人ホームにもこの「地域密着型」指定施設があります。

小規模な施設はきめ細かな介護を得意としているところも多いので、よい施設に入れれば大変幸運ということもあります。

しかし、地域密着型の指定施設は市区町村が指定・監督をしていて、利用者はその市区町村の住民（そこに住民票がある人）に限られています。東京都町田市の住民がすぐ隣の神奈川県川崎市や横浜市の地域密着型施設を利用することは原則的にできません。その点さえクリアできれば、地域密着型施設には小回りの利く、良心的なサービスを献身的に提供しているところも多いので、検討してみるべきです。

ただし、地域密着型は小規模な施設が多いため、経営が苦しいところがほとんどで、良心的であればあるほどつぶれる確率も高いという厳しい現実があります。２０２０年の新型コロナウイルス感染症拡大の際も、中心業務である訪問介護やデイサービスをやめなければならなくなり、一気に経営の危機に追い込まれる施設が続出しました。今後もこうした厳しい状況は悪化こそすれ、好転するのは難しいでしょう。

また、完全入居ではなく、デイサービスやショートステイ、訪問介護などのサービスをうまく組み合わせながら小回りの利いたサービスを受けるという地域密着型本来の趣旨に合わせた方法で利用しようとすると、制度が複雑であり、利用はケアマネジャー（正式名称は「介護支援専門員」、通称「ケアマネ」。ケアマネジャーについては5章で詳述）を介さなければいけないため、ケアマネジャーの負担がとても大きくなります。

腕のいいケアマネジャーが担当してくれればいいのですが、地域密着型施設が多くあるような地域では慢性的にケアマネジャーも人手不足になっており、ケアマネジャーを見つけることがそもそも難しいかもしれません。ケアマネジャーだけでなく、利用者側も介護保険の利用システムについてかなりの知識と技術を持っていないとスムーズな利用は難しいでしょう。

また、それができたとしても、やはり完全入居ができる施設に入居した場合に比べれば、介護する家族や介護される本人の負担は大きくなります。その結果、国の「住み慣れた土地で柔軟な介護サービスを」という目論見も、絵に描いた餅になりかねないのが現状です。

グループホームの多くは地域密着型施設の指定を受けています。優良なグループホームも多いのですが、中には認知症が進むと退去を迫るホームもあります。看取りへの取り組みもまちまちです。

きめ細かな対応で、看取りまでしてくれるグループホームは人気も高く、出入りも少ないため、見つけるのも入るのも、特養以上に困難です。

グループホームとして認可された小規模施設以外にも、デイサービスのみを介護保険適用認可されている小規模施設が、保険適用外で宿泊もさせて、実質上、介護付き老人ホームのようなサービスを提供していることもあります。父が最後までお世話になっていた施設がまさにこれでした。

これは以前から「お泊まりデイ」などと呼ばれていた業態ですが、施設による質の差が大きいことでも知られています。家庭的できめ細かな介護をしてくれる素晴らしい小規模施設があるかと思えば、ガイドラインを完全に無視して、一つの部屋に多人数を押し込んで雑魚寝させているようなひどいところもあります。

また、夜間は介護保険適用外なので、泊まりっぱなしで普通の老人ホームと同様のサービスを提供した場合は利用者の自己負担額が大きくなります。少人数施設なのに月額利用額が15万円以下であるなどということはありえないので、もしそうした低料金を謳っている施設があれば、それだけで怪しいと思ってください。

5　よい施設を見分ける技術

老人ホーム紹介業者は信用できるか

ここまでは、介護施設の種類別に、表に出てきにくい問題を主に説明してきましたが、ここからは、施設の種別に関係なく、よい施設、ダメな施設をどう見分けるかという話をしていきます。

ただ、これらはかなりデリケートな問題を含んできますので、あくまでも私個人が今までの経験の中から感じたこと、個々のケースとして知り得たこと……つまりデータに裏打ちされたものではなく、「私見」であるという前提でお読みください。あたりさわりのない建前論を並べるだけなら類書が山のようにあるので、敢えて私のような一利用者の立場から書く意味はないと思うからです。

さて、初めての施設選びでは、多くの人はネットの情報を頼りにします。「介護」「老人ホーム」「評判」などと検索キーワードを入れると、たちまち多くの情報WEBサイトがヒットしますが、その多くは老人ホームの紹介をビジネスとしているサイトです。慈善事業でやっているわけではないのです。

これらはいってみれば家探しをするときの不動産仲介業者と同じですが、不動産仲介業者と大きく違うのは次の2点です。

①老人ホーム紹介業には公的資格はいらない

②利用者側からは料金を取らず、施設側からのみ仲介料を取る

特に②はしっかり頭に入れておいてください。不動産仲介業では、仲介手数料は家主（貸し主・売り主）と客（借り手・買い手）の双方から取りますが、老人ホーム仲介業者は施設側からしか金を取りません。その分、成功報酬としてかなりの金が施設側から支払われているわけです。

希望する地域に○○という老人ホームがあり、近所の人に訊くと評判もよかったので老人ホーム検索サイトで調べようとすると、地域リストにその施設名が見あたらないということはよくあります。これは、その施設が施設検索サイトを運営している業者と契約していないからです。広告や業者の仲介に頼らなくても人が集まるホームは、高額な紹介料を払って仲介業者に依頼する必要はありません。

また、検索サイトで「空室1」などと表示されている施設への問い合わせ電話番号が0

120や050で始まる番号で、かけてみると電話が転送され、施設にかかることはかかるものの、「すでに埋まってしまいました」とか「今、担当の者が外してしまっているので」などと言われることがあります。「では、かけ直します」と一旦切ると、その後、検索サイトから直接電話がかかってきて、「○○市の△△ホームさんにお問い合わせされたようですが、その後どうなりましたか?」などと訊かれます。話が進んでいないようなら他の施設をご案内できますよ、というわけです。

この手の電話は、「決まりました」と答えるまでは、何度でもかかってきます。

私はこのシステムを知ってからは、施設へ電話で問い合わせをする際には、自治体の出している介護施設リストや、地図サイト、施設自身のサイトなどで、施設に直接つながる電話番号を調べてかけています。老人ホーム紹介サイトに出ている0120や050電話にかけると発信者番号が記録され、その後、仲介業者から必ず電話がかかってくるからです。

紹介サイトを見るな、役に立たないと言っているわけではありません。これらのサイトでは、複雑な介護のシステムをていねいに説明してくれていますので、基本知識を学ぶには大変ありがたいものです。また、外部からのゲスト的立場で医師や介護業界関係者が寄せている文章には、示唆に富んだ内容のものが少なくありません。そうした情報をうまく活用しましょう。

個人や小規模なグループが運営している紹介業者の中には良心的な業者も存在します。業界の裏も表も見てきたベテランが、自分の経験と人脈をフルに生かして、個々の客（利用希望者）に合ったよい施設を探してくれることもあるでしょう。しかし、仲介業者はあくまでもビジネスとしてやっているのだ、ということは忘れないでください。

自治体の介護保険課や高齢者福祉課、地元の地域包括支援センター、あるいは社会福祉協議会などの窓口を訪ねてみるのも有効でしょう。ただ、公的窓口の相談員は制度の説明などはていねいにしてくれますが、個々の民間老人ホームの情報などにはそれほど詳しくないでしょうし、知っていても、個別の民間ホームを推薦するのは難しい立場にあります。ましてや施設のネガティブ情報は口に出しづらいはずです。

そうした建前を超えて親身になって対応をしてくれる相談員に巡り会えれば幸運ですが、いずれにしても、そこから先は自分で直接動くしかない、最後は自分が考えて決めなければいけないということは覚悟しましょう。丸投げはいけません。

ネットで調べられることと調べられないこと

ＷＥＢの老人ホーム紹介サイトから漏れている施設はかなりあります。やっかいなことに、私の経験、感触からすると、そうした「ネットで探しにくい施設」に優良施設が多かったりします。そうした見落としがちな優良施設はどう探したらいいのでしょうか。

まず、大手が運営している施設でも、紹介サイトに載っている施設と載っていない施設があります。○○という企業グループが親会社になっている「△△ホーム」という名称の施設でも、「△△ホーム八王子東」は載っていても、そこから5kmしか離れていない「△△ホーム八王子西」は載っていないというような例です。

これは、その紹介サイトへの掲載料を親会社が一括して払っているのではなく、個々の施設に任せているから、あるいは「△△ホーム八王子西」は人気があって、広告を出さなくても常時満室状態だから、といった理由が考えられます。

わずか5kmしか離れていないのに、なぜ「△△ホーム八王子東」より「△△ホーム八王子西」のほうが人気があるのか……という想像をしてみるべきでしょう。

紹介サイトに載っていない施設（あるいは、一覧には出ていても、条件検索するとヒットしないため見つけにくい施設）を探し出すには、経営グループ企業そのもののサイトにある施設一覧を見る、地図検索サイトで探したいエリアを表示した上で「老人ホーム」などのキーワード検索をして地図上に施設を表示させるといった方法もあります。

民間のホームは単独経営で存在していることは少なく、ほとんどはグループ企業化されていますから、その共通名称（「△△ホーム」「△△の郷」「△△の家」など）で検索してみると、意外な場所にあったりするかもしれません。

また、老人ホーム検索サイトなどに載っていても、「介護付き」に分類されていない施設を最初から候補から外してしまう人がいますが、それは早とちりです。

すでに説明したように、特定施設に指定されていないと「介護付き」と表示できません。そのため、「介護付き」に分類されていない施設に入居すると介護サービスを受けられない、あるいは自分で外部の介護サービスを探さないといけないように思いこむ人が多いのですが、デイサービス施設や訪問介護事業所を併設していることがほとんどですので、機能的には特定施設とほぼ変わらないのです。

特に、特定施設ではない民間ホームが「特養待ちのかたもご相談ください」などと書いている場合は、ほぼ間違いなくデイサービス併設のホームです。

候補になりそうな施設が見つかったら、グーグルマップで行き方を調べ、ストリートビューで周辺の環境を確認してみましょう。直線距離ではなく、実際のルートに要する移動時間や、車で行く場合は駐車場のスペースや入りやすさなどを確かめます。

施設の収容人数に対する職員数や看護師の有無などもネットで公開されていることがありますが、この数字だけでは実態は分かりません。職員がホームに所属している特定施設と外部（といっても、実際には併設の）デイサービス事業所や訪問介護事業所に所属している特定施設外のホームでは、当然「職員数」は違います。

また「看護師1名」となっていても、その看護師が専属なのか訪問看護師なのか併設病院の看護師のことなのかといったことは分かりにくいですし、民間ホームの場合、夜勤に看護師があたることはほぼありません。

そうした細かいことは、やはりネット情報からは分からないので、**直接訪問・面談して確認する**しかありません。

ネットの評判や口コミ情報はあてにならない

老人ホームの評価を投稿できるサイトというものがあります。グーグルマップの施設別口コミ欄などでも、介護施設に対するコメントが並んでいることがあります。その手の投稿は信頼できるのでしょうか？

老人ホームや病院への口コミ投稿では、概して悪評が高評価のコメントより多くなりがちです。中には「ここに入ったら殺される」とか「人間扱いしない最低の施設だ」などといった露骨な書き込みもあったりしてギョッとさせられますが、私はその手の投稿をほとんど信頼していません。

匿名で何でも書けるネットでは、無責任な書き込みが溢れます。非常識な苦情を学校や企業に持ち込むモンスターペアレンツ、モンスターカスタマーの存在はよく知られていますが、介護施設利用者の家族にも**モンスターファミリー**と呼ばれる人たちがいます。そういう人たちが理不尽な難癖をつけている、勘違いのクレームをぶちまけていることも多いのです。

これは某地域密着型の小規模デイサービス事業所での事例です。

たまに通所介護で来ていた女性（80代後半）Bさんがいました。最初に来たとき、スタッフは彼女が自宅でろくに風呂にも入れていないらしいことを察知しました。Bさん自身は家族に遠慮して多くを語りませんが、介護のプロが見れば、家でどんな生活をしているのかは分かります。

スタッフはBさんが来るたびにていねいに入浴させ、話を聞いたりしつつ、基本的には自由に気楽に過ごしてもらうという対応をして、だいぶ心身の状態もよくなってきたときにまた来なくなる……の繰り返し。

来なくなるのは本人の意思とは関係なく、家族が行かせないようにしているようでした。Bさんは息子さん夫婦と同居でしたが、息子さんは母親のことにはほとんど関知せず、同居していないBさんの娘さんが介護関連のことは指示していたのですが、母親の年金など、金の管理を握っていて、介護サービスの費用を極力出し惜しみしているようでした。

その状況を知ったデイサービススタッフの一人・Cさん（40代女性）が心配して、Bさんと同居している息子さんを粘り強く説得して、週に1度でもいいからお泊まりも含めての施設利用を勧めていたのですが、あるとき、Bさんの娘さんが母親の腕に打撲したような痣ができていると言って怒鳴り込んできて、施設で事故が起きたと役所の高齢者福祉課に通報しました。施設では心当たりがなかったのですが、そのことがきっかけでCさんはショックを受け、しばらく職場を離れて自宅にこもるほど落ち込んでしまいました。

私はレクリエーションボランティアのような形でときどきそのデイサービス施設を訪ねていて、BさんもCさんも知っています。本来は個人情報に属するようなそうした内部情報を少しずつ知ることになったのも、そのデイサービス施設スタッフとざっくばらんな会話ができる関係を築いていたからですが、つくづく大変な仕事場だなあと痛感させられました。

他にもいろいろな人たち（別々の施設関係者や医療関係者、複数の事務所のケアマネジャーら）から、この手の話はたくさん聞かされました。みな、利用者の家族についてあからさまな非難はしません。むしろ家族の大変さを思って同情しながらも、躊躇《ためら》いがちに、ポツリポツリとこうしたエピソードを語ります。

施設スタッフの話と入居者本人が家族に訴える話が違っていることは普通にあります。家族が来ると、食事がまずいとか、スタッフの○○さんが意地悪だとかいろいろ愚痴ってくる親が、スタッフの前では常に「ありがとう」「悪いわね」「美味しかった」と機嫌よく振る舞っているということもよくあります。

本人は世話をしてくれるスタッフに感謝しているのですが、赤の他人に下の世話までしてもらわないと生きていけなくなった自分が情けなく、やりきれなくて、家族に不平不満をぶつける形で気持ちを晴らしているのでしょう。

例えば、入居者が「ここの人たちは冷たい。頼んでもテレビのスイッチ一つ入れてくれない」と家族に訴えたとします。それだけを聞けば、ひどい施設だと思うかもしれませんが、実際には、3分おきくらいにスイッチを入れたり切ったりを延々繰り返すので「もうテレビのことは忘れてお昼寝しましょうね」という対応だったのかもしれません。入居者の一種屈折した心理や言動を、プロの介護スタッフはちゃんと見抜いて、憂さ晴らしはさせたいだけさせるようにしますが、プロではない家族は真に受けて驚くわけです。

認知症が進むと、昼と夜で人格や行動が一変する人も少なくありません。昼間は紳士然としている品のいいおじいさんが、夜になると素っ裸になって廊下の真ん中で仁王立ちしていたり、昼間はおとなしくニコニコしているおばあさんが、夜間の見廻りに来たスタッフの腕に噛みついてきたりといったことはよくあることです。面会に行く家族や親戚の人などは、面会している昼の時間帯以外の姿を見ていないので、豹変した親の姿を想像できません。

そういう事例を山のように見聞きしているので、私はネットに利用者家族が書き込んでいるコメントなどは基本的には参考にしていません。

ケアマネジャーという重要な存在

介護保険のサービスを受ける場合、必ずケアマネジャー（通称・ケアマネ）という人たちのお世話になります。

ケアマネは特養や老健などの施設の専属で働く「施設ケアマネ」と、在宅での介護サービス（デイサービスやショートステイ、訪問介護など）の利用をセッティングする「居宅ケアマネ」に大別されます。

特養や老健などに入った後はその施設専属の施設ケアマネが担当するので、利用者側が人選に悩むということはありませんが、在宅介護サービスを利用したり民間老人ホームに入居する場合などは、基本的には利用者側が居宅ケアマネを決めて契約し、業務を依頼しなければなりません。ここでは主にこの居宅ケアマネについての話をします。

ケアマネジャーの資格試験は、保健・福祉・医療の分野において5年以上の実務経験がある人でないと受けられません。つまり、ケアマネはかつて、医師、看護師、介護福祉士、理学療法士、社会福祉士、生活相談員、支援相談員、相談支援専門員といった専門職に就いていた人たちです。前職が何であったかによって、持っている知識、経験、コネなどが違います。最初に会ったときにさりげなく「このお仕事をするきっかけは何だったんですか」などと訊いてみましょう。その人の得意分野や、今の仕事に取り組む本気度や情熱、考え方などが見えてきます。

と同時に、依頼する私たちも、現状や介護に対する考え方、要望を、取り繕うことなく正直に、本音で伝えることが必要です。ケアマネとの信頼関係をうまく築けないと、よい結果は生まれません。

居宅ケアマネは介護施設本体ではなく、居宅介護支援事業所に所属しています。原則として一人の居宅ケアマネが担当できる要介護者は35人が上限とされています。

ケアマネの主な仕事は、利用者に合わせた「ケアプラン」の作成、介護保険の支給限度額の確認と利用者負担額の計算、介護施設と利用者の橋渡しや調整、相談などです。

書類の作成や介護報酬点数の計算だけでもかなりの仕事量になりますが、最低でも月に1回以上は依頼者の自宅を訪問して状況を把握し、記録することが義務づけられていますし、家庭の事情や要介護者の状態・個性はそれぞれ違っていますから、35人を目一杯担当すると大変な労働になります。

中でも特に重要なのは介護施設と利用者の調整役という仕事です。施設と利用者、場合によっては医師や訪問看護師、介護用品レンタル業者などなど、現場に関わるすべての人たちの立場を十分に理解した上で、これがいちばん合理的な解決策かなと思える「落としどころ」を探りあてていくのですから、スーパーマン的な能力を要求されます。

ケアマネの資質、手腕いかんで、その後の介護生活がうまくいくかどうかが大きく左右されます。

よいケアマネを見つけるには

居宅ケアマネはケアマネ事務所（居宅介護支援事業所）に所属していますが、ケアマネ事務所は施設併設系と独立系に分けられます。

施設併設系というのは、老人ホーム本体に併設されているもので、多くの場合、事務所そのものがそのホームと同じ建物内、敷地内にあります。

施設併設系ケアマネ事務所は、施設全体の経営母体が併設のデイサービス事業所などの利用者（サ高住の場合は、実質、そのサ高住の入居者と同じ）を担当させるために設置しているので、外部の施設サービスを仲介することはあまりなく、実態は施設ケアマネとも考えられます。

しかし制度上は居宅ケアマネ事務所なので、本来ならば個々の利用者に合わせて、系列以外の介護サービス事業者も紹介しなければいけないはずですが、実際にはそうはならないことがほとんどです。ケアマネ本人が「この人の場合はうちの施設より外部の△△さんのサービスのほうが自宅に近いし、合っている」と思っても、外部の施設やサービスをセッティングしたら、所属する事務所の所長から「何をやっているんだ」と怒られるかもしれません。

これがよくいう「**介護事業者による囲い込み**」です。

これに対して、併設施設が小規模デイサービスなどだけで大きなホームは持っていないとか、居宅介護支援だけをしている事務所をここでは「独立系」と呼ぶことにします。独立系事務所のケアマネは利用者の囲い込みをする必要がないので、アレンジしてくれるサービスも多様で、個々の利用者に親身に寄り添ってくれる可能性が高いと思います。きめ細かなサービスをしている優良な小規模施設なども多く知っているからです。

さらに独立性が高いのは個人事務所です。個人でケアマネ事務所を立ち上げるというのは相当大変なことです。経営者からの縛りを嫌い、自分なりの強い信念を持って仕事をしている人が多いと感じます。

地方都市で個人のケアマネ事務所を立ち上げたDさん（40代女性）に、独立するまでの経緯を訊いたところ、

「最初に勤務した居宅事業所は、大手だったのでリスク管理はしっかりしていましたが、自社サービスにつなげないと毎月ケアマネ会議で『どういう理由でつなげないのか』と詰問され、これは私がしたい仕事とは違うなと思って辞めました」とのことでした。

次に勤めた訪問看護事業所に併設された独立系のケアマネ事務所は、事業の範囲を広げたことで経営難に陥り、給料も未払いになったため、このままではケアマネとしての責任を果たせないと考え、ついに自分の担当利用者たちを引き連れて一人ケアマネ事務所に移行したとのこと。

彼女と私はなんの契約関係もコネもないのですが、私が義母のための施設探しに苦労しているのを知って、具体的なアドバイスや情報をくださいました。

ケアマネを自分で探さなければならなくなったときは、独立性の高い事務所から探してみましょう。その際、知人友人たちからの口コミは非常に有効ですので、普段から介護業界に関わる人たちに対してアンテナを張っておくとよいでしょう。

そうした周囲からの有効な口コミが得られない場合、利用者が住む市区町村の介護保険課や地域包括支援センターに行って相談するのが一般的です。「ハートページ」という無料のガイドブックが置かれていることも多いので、そこに掲載されているリストから探すこともできます。また、ネットで「○○市　ケアマネジャー」などで検索すると、ケアマネ事務所のリストが出てくることもあります。

ただ、地域によってはケアマネの絶対数が不足していて、見つかるだけでも幸運で、人選など贅沢を言っていられないことも多いのが実状です。

私自身は、今まで、ケアマネさんに関してはほとんど人任せ、運任せでしたが、幸いなことに、嫌な感じの人には一人も会ったことがありません。しかし、周囲からは嫌な経験をしたという話もいくつか耳に入ってきます。自分はプロなのだから黙って言うことを聞け、という傲慢タイプやら、こちらの話をろくに聞かずに仕事もいい加減といった内容の話ですが、もちろん中にはそういう人もいるのでしょう。

よいケアマネとの出会い、そしてお互いに信頼関係を築くことがいかに大切かを痛感させられます。

行きすぎた「囲い込み」に注意

民間老人ホームが「囲い込み」で収益を上げようとすることは、経営の安定という面からはある程度仕方がないともいえます。しかし、当然、度を超えた囲い込みは、入居者、利用者に大きな不利益をもたらします。

拙著『医者には絶対書けない幸せな死に方』(講談社＋α新書)で書いた実例をここでも紹介しておきます。

私の友人(同級生)の歯科医が、難病で寝たきりの患者さんのところに訪問診療していましたが、その患者さんが近所の民間老人ホームに入所しました。ところがその老人ホームでは、提携先の歯科医以外の訪問は認めないとのことで、友人は診療できなくなりました。ある日、その患者さんが発作を起こして顎の関節を外してしまい、提携先の歯科医が呼ばれたのですが、腕が悪くて1時間かけてもなおせない。家族が見るに見かねて「今まで診てもらっていた歯科医に訪問治療を依頼したい」と施設に申し出たが認められず「明日、救急車で大学病院の口腔外科へ連れていきますから」と言われてしまいます。顎が外れて苦しんでいるのに一晩も放置できないと思った家族は、友人の診療所へ直接駆け込んで、なんとかしてもらえないかと懇願。友人はその家族と一緒に親族のふりをして施設に行き、こっそり顎を戻してきた……という話です。

この話を聞いた別の歯科医は「そもそも外れた顎をなおせないようでは歯科医失格だ」と呆れていましたが、これも「囲い込み」の弊害です。

介護保険法に基づく基準では「指定居宅介護支援事業者は、指定居宅介護支援の提供に当たっては、利用者の意思及び人格を尊重し、常に利用者の立場に立って、利用者に提供される指定居宅サービス等が特定の種類又は特定の指定居宅サービス事業者等に不当に偏することのないよう、公正中立に行われなければならない」と定められています（「指定居宅介護支援等の事業の人員及び運営に関する基準」第1条の2第3項）。

施設が指定する医師以外は施設に入れないという勝手なルールを作っていたこの老人ホームは、こうした法令の精神を守っていないわけです。

こうした「囲い込み」による弊害を防止する目的で、現在は「**特定事業所集中減算**」というものが適用されています。これは居宅介護支援事業所が紹介する介護サービス（訪問介護、通所介護、地域密着型通所介護、福祉用具貸与のすべて）において、紹介率が80％を超える事業所があった場合、特別な理由が認められない限り報酬を減算するというルールです。

毎年2回、紹介率が最も高い法人の名称などを記載した書類を作成し、その紹介率が80％を超えた場合は管轄自治体に提出しなければなりません。

しかしこのルールによる「弊害」も起こっています。

集中減算を定めた本来の趣旨は、「常に利用者の立場に立ち、適切なサービスが公正中立に提供されるようにする」ことですが、その精神を重視した結果、どうしても優秀な一事業者を集中的に紹介する結果になるということもありえます。また、80％を超えないように配分することに神経を使うことで、ケアマネの負担が本筋ではないところで増えてしまうことにもなりかねません。

デイサービス併設のサ高住では、入居者もそのデイサービスを連日利用することを大前提として入居を決めているわけですから、紹介されるサービスが1ヵ所に集中していることで受ける不利益はありません。むしろ事業者が「集中減算」によって苦労させられ、経営上の苦労を背負い込むことによるデメリットのほうが大きいかもしれません。

……とまあ、囲い込みにまつわる問題は実に複雑で難しいのですが、要は、利用者側が事前にこうした知識を持っていれば、ケアマネや施設側との話し合いもスムーズに、かつ突っ込んだレベルでできるでしょう。

施設長の裁量権が大きい施設は風通しがよい

前述の顎が外れた入居者の話のように、それまでお世話になっている訪問医師がいて、その医師の訪問診療可能地域であるにもかかわらず、民間ホームの側から「いいえ、訪問診療はうちの指定する医師以外は認めていません」などと断られるのは、明らかな法令違反です。

施設側からそうした説明を受けた場合、「え？　それは介護保険法に違反した勝手なルールではありませんか？」と問い質すことができますし、そうした施設を選択肢から外すことができます。

民間ホームの場合、そもそも「ケアマネは自分たちで選んできてもいいのですよね？」と確認しておきましょう。施設側はダメとは言えないはずです。

さらには、オムツや防水シーツなどは施設側が用意して追加請求されるのか、それともこちらで用意して持ち込むのか。車椅子などの介護用品が必要になったとき、購入やレンタル契約は今までお世話になっていた業者に依頼できるのか、といった細かなことも事前に確認しておきましょう。そうした具体的な質問に対してきちんとした返事がもらえない施設は、それだけで失格です。

私が見学したサ高住の施設長は、ケアマネに関しては「今までお世話になっているケアマネさんが引き続き担当できないのであれば、こちらで探すこともできますが、うちの事業所のケアマネは今みんないっぱいなので、外部の事務所から探してきます」と言っていました。おそらくこれは単純に人員が足りないというよりは、前述の「特定事業所集中減算」の関係でしょう。

また、「オムツは持ち込んでくださってもいいですし、こちらで用意することもできます。その場合は月々の利用料に実費で加算させていただきます」「防水シーツは、他の施設では有料のところが多いのですが、うちでは私の判断で、基本のサービス料に組み込んで、別途請求はしないことにしています」「施設の介護用品では対応できない器具などが必要になった場合は、こちらでも探してご用意できますが、もちろんご利用者様が用意して持ち込んでもかまいません」と、それぞれ明確に答えてくれました。

その対応の適確さで、この施設長がいる限りはここは大丈夫だろうと思えました。

そのサ高住では、訪問医師も縛りはなく、複数の訪問診療医が入っているとのことでした。

私がそのサ高住を見学に行ったのは、当時、義母がお世話になっていた小さな施設が経営破綻・閉鎖を宣言したため、急遽、新しい入居先を探さなければならなくなったからです。たまたま義母がすでに診ていただいている訪問診療医（50代男性）もそのサ高住の入居者数人を診療しているとのことだったので、その医師に訊いてみると、「ああ、あそこならなんの問題もないです」と即答されました。その医師には、私も妻も全幅の信頼を置いていましたので、お墨付きを得たことで、自分の判断に間違いはなかったと、少し自信を持ったものです。

民間のホームでは、経営母体である企業が各施設に対して運営の方法を細かく指示していることは当然なのですが、**経営母体上層部の人間よりも、各施設の現場を切り盛りしている施設長クラスのほうがはるかに介護という仕事に精通し、熱意も持っていることが少なくありません。**そうした**優秀な施設長が、施設の運営に対してどれだけ裁量権を持っているかが、**各施設のよしあしを大きく左右します。

施設長が運営母体上層部に対して常に上目遣いで忖度しているような施設では、現場スタッフも苛立ちが募り、仕事へのモチベーションが下がってしまうでしょう。

施設の面談をしに行ったときは、その施設が働くスタッフにとって風通しのよい職場であるかどうかも、しっかり観察してください。

面談・見学までの手順

候補になりそうな施設が見つかったら、必ず面談・見学に行ってください。

まさか、書類だけ取り寄せて入居を決めてしまい、契約に行くのが最初の施設訪問なんて人はいないと思いますが、かなり切羽詰まった状況になってから施設探しを始めた場合は、心の準備や予備知識がないまま訪問してしまい、何が何やらよく分からないままに契約書類をもらってくることになりがちです。

ここからは施設を訪問したときの「見極めポイント」をいくつか並べていきます。

最初にすることは、候補となりそうな施設への直電です。すでに書きましたように、W

ＥＢの紹介サイトに掲載されている０１２０や０５０で始まる電話番号ではなく、普通の市外局番から始まる施設自身の電話番号にかけましょう。

　事務の人が電話に出ますから、そこでまず、そちらの施設には今空きがありますか、満杯の場合はどのくらい待てば入れそうですかということを確認します。ある程度の受け入れ態勢がありそうなら、こちらの状況――入居する本人の要介護度、健康状態、経済状態、家族としてはどの程度困っているのか、どのような介護を望んでいるのかといったことなどをざっと説明し、こちらの希望に沿ってくれそうな施設なのかどうかを大まかに確認します。その段階で、施設側からもいくつか質問されるはずです。

　こちらの希望に合いそうな施設だと判断できたら、次に面談・見学を申し込みます。

　施設が遠方ですぐには出かけられない場合などは、とりあえず案内書だけでなく「重要事項説明書」を事前に送ってもらうように言ってみるのも一つの方法です。いわゆる案内書（パンフレット）は、きれいな写真と美辞麗句が並んでいますが、ネット情報で分かる以上のことは書いてありません。しかし「重要事項説明書」（契約の際に必ず施設側が利用者に提示して説明をしなければならない事項が記された書類）を見ると、その施設のポリシーなどがかなり分かります（これについては後に詳述します）。

　また、できることなら施設長と直接面談ができないかと訊いてみてもいいでしょう。ただし、これは必要条件ではありません。施設によっては施設長という役職の人が常勤ではなく、相談員、ケアマネ、施設運営主任などの肩書きの人が実質的にスタッフを動かしていることもあるからです。

施設が近所にある場合は、2度出かけることを承知の上で飛び込みで訪ねてみたいと思う人もいるでしょう。あまりお勧めはしませんが、不意の訪問者に対してどんな対応をしてくれるかで、その施設の対応力や親切度が見えてきます。

面談できる施設長や相談員、ケアマネなどが不在で事務員だけだったとしても、「今、詳しくお話を伺える立場の者がいないのですが、私で分かる範囲でご案内します」といった対応をしてもらえるようなら、それだけでも好評価ポイントになります。

ただ、施設側にとっては飛び込み訪問はありがたくないので、その点は十分に心得ておいてください。また、訪ねる時間帯は食事時間の前後や夕方は避けます。午後2時前後くらいがいいでしょう。

飛び込みで訪ねても、事務所に人がいれば少なくとも入居案内に関する書類はもらえますし、面談対応できるスタッフが後から電話しますといった約束は取り付けられます。

重要なのは医療面の対応と看取りの可否

面談の際は、面談してくれる相手の職務を確認した上で、こちらの事情や要望を極力ストレートに伝えます。体裁を繕ったりするのは絶対にダメです。こちらがどれだけ困っているか、本気かを伝えることで、相手もなんとかしてあげたいと思うものです。

こちらが何も言わないと、施設側が設備のことや費用のこと、食事やレクリエーションのことなどを説明して終わりになってしまうかもしれません。それではダメです。

そんなことよりも重要なのは、**医療面での対応**がどうなるかということです。

施設専属の医師がいないホームでは、医療は訪問診療に頼ることになります。施設側が訪問診療医と契約している場合が多いですが、その場合の医療機関は1ヵ所なのか複数なのか、具体的にはどこの何という医療機関なのかを確認します。

また、施設側が契約していない訪問診療医と入居者側が契約してその医療機関を入れてもいいのかも確認します。特養や老健では基本無理ですが、民間ホームであれば、法令上、拒否はできないはずです。

訪問診療医が定期訪問する頻度と、看護師だけが訪問看護で入る頻度も確認してください。特養などでは週に1度とか月に2度などの頻度で定期訪問診療してくれるところが多いのですが、民間ホームではそこまではまず難しいでしょう。医師による訪問診療は月に1度で、その訪問診療医から指示をもらって訪問看護ステーションから看護師だけが別に月に数回入る、といったケースが多いと思います。

薬をどのように管理するかも問題です。家族が処方箋を受け取って薬局に行って薬をもらってきて届けるのか、提携している薬局があって、処方箋は医療機関から薬局にＦＡＸ

が入り、薬局がホームに届けてくれるのか、あるいはホームのスタッフが処方箋を預かって薬局からもらってきてくれるのか、その場合の追加サービス費はいくらかかるのか……。

衣類の洗濯やオムツの供給もどういうシステムなのか確認しておきましょう。特養ではオムツは施設側が用意してくれますが、民間ホームでは費用は別立てです。

自治体によっては、介護用オムツに助成金を出しているところもあります。それを使うことで月々のオムツ代負担を軽減できますが、自治体が発行するオムツ購入補助券などを使う場合、家族が全部やらなければならないのか、ホームに預けておけばホーム側で購入

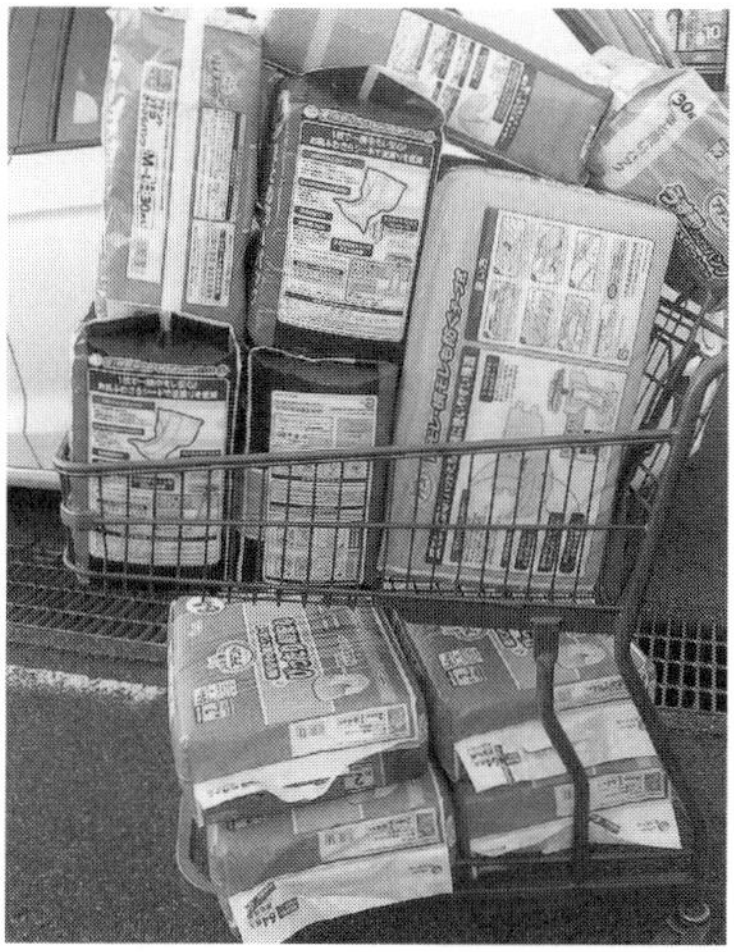

我が家では毎月これだけの量のオムツを買って施設に届けていた（父と義母の２人分）。特養ではオムツは施設側が用意してくれるが、民間ホームでは利用者側の負担となるので、どのようなシステムになっているのか事前に確かめておく必要がある。

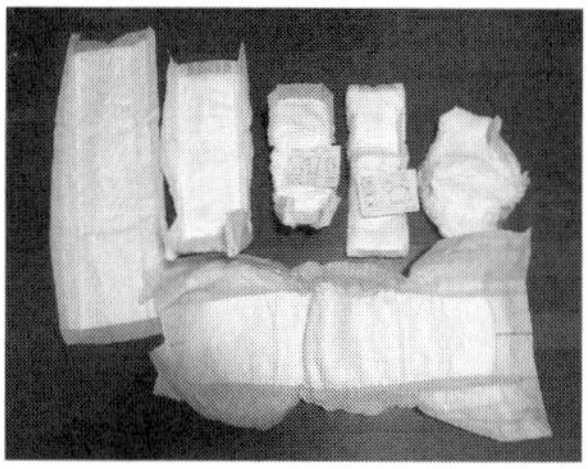

オムツといっても、種類はいろいろある。昼用、夜用というだけでなく、パッドと紙パンツの併用型、横もれしないようなタイプなど、一人一人に合わせたオムツ選びが必要だが、施設任せになるとどこまで細かく対応しているかは分からない。

の代行をしてくれるのか、その場合の費用はいくらか。

さらには、将来、在宅酸素療法（ＨＯＴ＝Home Oxygen Therapy）が必要となった場合、対応してくれるか。部屋に酸素ボンベなどの器具や装置を置くことは可能か。その場合の酸素設備供給業者の手配や支払いなどはどのような形になるかも確認します。

細かな話のように思えるかもしれませんが、入居後はそうしたことが重なって、かなりの労力や費用になっていきます。

私が見学に行ったサ高住では、「生活支援サービス費」というものを月額一律2万2000円支払う代わりに、洗濯などの細々とした生活補助はホーム側が行うというシステムでした。その「生活支援サービス費」にはどこまでが含まれるのかで、実際の費用総額がかなり変わってきます。

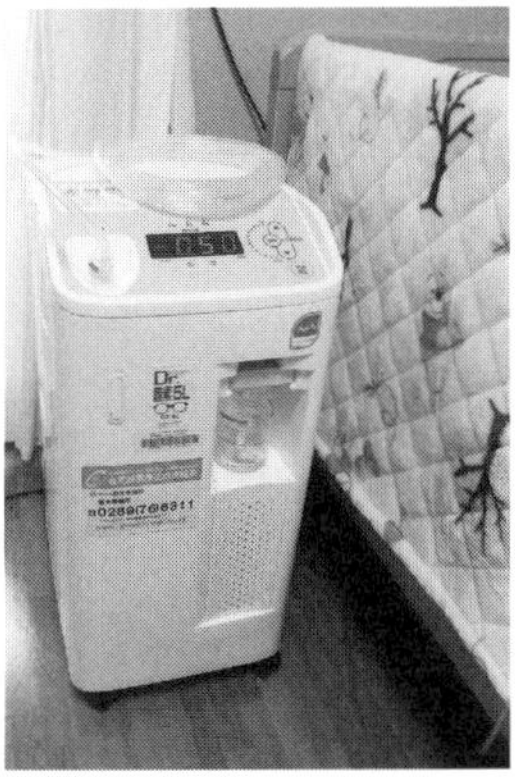

在宅酸素療法（HOT）の機械。医師が使用量などを指導し、業者が配達・交換する。

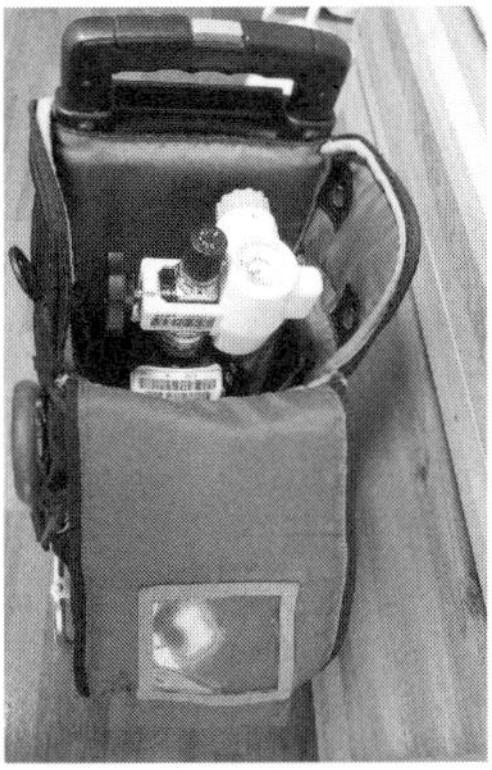

部屋置きの装置だけでは移動ができなくなるので、移動用の小さなボンベも併用する。介護が面倒になるので、HOTの利用者は入居を断る施設も多い。

しかし、そんなことよりもずっと重要なのは急変時や終末期の対応です。
①看取りまで対応してくれるか
②緊急時の医療との連携をどう考えているか
③身体拘束は行っているか
といったことは必ず確認してください。

その際、こちらはこう望んでいるという具体的な要望を告げて、それに対してどう答えてくれるのかをしっかり確認します。

私たちの場合は、
①終末期が訪れたときには過剰な医療行為はせずに見守りたい
②急変があったときも、簡単に救急車を呼んでほしくない
③身体拘束はしてほしくない
ということを具体的に伝えています。

きわどい問題だからこそ、曖昧な表現ではなく、はっきりとした意思を伝えることが大切です。それに対して少しでも曖昧な答えが返ってくるようであれば、その施設に対して信頼を寄せることは難しいといわざるをえません。

突っ込んだ話をしていれば、面談はすぐに1時間を超え、2時間を超えることもあるでしょう。長時間の面談に真摯に対応してくれる施設であれば、信頼度が増します。

施設見学ではここを見逃すな

施設内の見学では、設備の充実度や建物の立派さなどに目がいきがちですが、最も注目すべきなのは「人」です。施設スタッフの動きや表情、入居者の挙動や表情、挨拶や会話の様子を、素早く、かつ注意深く観察してください。

といっても、これはなかなか難しいことです。多くの施設では廊下ですれ違うスタッフはみな笑顔で「こんにちは」と挨拶してくれますが、それが上司から命じられてやらされているのか、ある程度自然に出てくるものなのかを、表情や仕草から一瞬で読み取るのは難しいでしょう。

介護スタッフと入居者のやりとり、スタッフの入居者への接し方は注意深く観察しましょう。やさしい声かけや笑顔はプロとしては普通の行為ですが、入居者への愛が感じられるスタッフと、疲れきって淡々と仕事をこなしている感じのスタッフの違いは伝わってきます。

施設長や相談員、ケアマネなどが、一般の介護スタッフとどう会話しているか、一緒になって入居者に声をかけ、手を差し伸べているかも、よい施設の判断材料です。

人手不足の施設では、相談員やケアマネは、本来の仕事だけでなく介護業務の一部も兼任していることが珍しくありません。そういう状況にあっても、自然に、自発的に身体が動き、積極的に入居者に声かけをしている人は正しいプロ意識を持った人といえるでしょう。逆に、自分は一般介護スタッフとは違うのだというような意識が垣間見えるようだと、この施設はスタッフ間の風通しが悪いのかな、と感じてしまいます。

通常、給食スタッフや清掃スタッフなどは外部の人ですが、不思議と、よい施設では外注スタッフの表情も明るく穏やかに見えます。内部スタッフと日常的に生きた会話を交わしているからでしょう。

次に、施設見学で見せてもらえる場所はデイルームやショートステイ棟などがほとんどですが、それらは一般の居室部分とは違うということを知っておきましょう。

特養は1階の居室はショートステイ用、本入所用は2階以上という構造が多いです。見せてもらえるのはショートステイ棟で、多くの場合「本入所用も部屋の広さや構造は同じです。ただ、テレビなどは持ち込みになります」といった説明を受けます。同じ構造なら見なくてもかまわないと思ってしまいますが、実際にはショートステイ棟と本入所棟は雰囲気がかなり違います。ショートステイ棟の利用者は比較的要介護度が低い人たちが多いので、明るいのです。本入所棟は長期にわたって寝たきりに近いような重度の人たちで占められているので、当然、雰囲気はどんよりと暗くなりがちです。

無理を言ってまで見せてもらう必要はありませんが、建物の構造的には同じでも雰囲気はだいぶ違うということは知っておきましょう。

民間ホームはユニット型ではないところが多いので、昼間は、介護が必要な人たちは1階のデイルームに集められていて、入居者の居室が並んでいる階はガランとしています。談話室などの共有スペースも設けられていますが、無人であることが多いでしょう。もし共有スペースに介護者なしで人がいたら、その人は要介護度の低い比較的元気な入居者である可能性が高いので、「こんにちは。どうですか、ここの暮らしは?」などと声をかけてみるのもいいかもしれません。そのときに案内してくれている施設スタッフとのやりとりも参考になります。スタッフのほうから入居者に声をかけて「どうですか? 膝はまだ痛みますか?」「はい、おかげさまでだいぶ楽になりました」などという会話が笑顔で自然に交わされているようなら、安心な施設と判断できます。

入浴や洗濯の施設、レクリエーションルームなどは、ピカピカに掃除されてモデルルームみたいになっているよりは、適度に生活感が感じられるほうが安心かもしれません。お飾りではなく、それだけ使い込まれているということですから。

全般に、自分がそこで生活するとしたらどうだろう、毎日どんな光景を見て、どんな空気を吸って過ごすことになるのだろうと想像してみることが大切です。

以上、見学についてのポイントを書いてきましたが、2020年に起きた新型コロナウイルス感染症の影響で、時期によっては、施設見学どころか、施設に入居後も建物内に家族が立ち入りできないという状況が生まれました。これは入居者やスタッフの命を守るための措置ですから仕方ありません。むしろ、厳格・厳重な対応をとっている施設ほど信頼できます。

しかし、立ち入り禁止措置だけでは正常な運営ができないので、施設見学や入居後の家族の面会に、スマホやタブレットのビデオ通話映像を利用した「リモート見学」「リモート面会」システムを導入する施設が増えています。

施設見学では、施設の建物の外や玄関ロビーなどに来訪者が入れるスペースを設け、施設内をスタッフがスマホで撮影しながら移動する画像を見せて説明するなどしています。施設にまで行かなくても自宅で説明を受けることもできますが、やはり**一度は実際に施設まで出向き、施設までの交通の便や周辺環境、建物の様子などを直接確認しておく**必要があります。また、利用者側のそうした要求に、どこまで気持ちを寄り添わせながら対応してくれるかも、施設のよしあしを見極めるポイントになります。

事前に「リモート見学」は可能か、その場合の手順や注意点などを確認しておきましょう。ただし、施設側も今まで以上に苦労しているのですから、無理な注文などは控え、気持ちのよい対応を心がけたいものです。

重要事項説明書のチェックポイント

不動産契約と同じで、介護施設への入居契約では、必ず「重要事項説明書」というものを渡され、それをすべて読み上げながら説明を受けます。

普通は契約のときになって初めてこの書類を渡されるのですが、事前に内容を読みたいと申し出れば渡してくれるはずです。事業者自らがＷＥＢ上に重要事項説明書を公開しているところもありますし、自治体のＷＥＢサイトで公開されていることもあります。

面談の前に重要事項説明書に目を通しておければ、疑問や突っ込んだ質問をぶつけることができ、面談の内容が濃くなります。

重要事項説明書の書き方が細かくていねいである施設の信用度は高いと判断できます。例えば職務別に職員の数を記載するのは最低限どの施設でもしていますが、配置状況の他に職員の経験年数や勤務体制（シフト）まで細かく数字や表を使って説明している説明書はプラス評価できるでしょう。

施設によって書式が違うので比較が難しいですが、この職員数や配置表によって、入居者一人あたりの介護職員数や夜間の担当人数が分かります。ただし、特定施設に指定されていない民間ホーム（住宅型有料老人ホーム、サービス付き高齢者向け住宅）の場合、昼間の介護はホーム自体の職員ではなく、併設のデイサービスや訪問介護事業者が行っているため、特定施設との数字の比較は意味がありません。

夜間の見守り体制の比較はできます。これは24時間体制で職員を配置している施設は必ず書かなければならないことになっています。

試しに関東にある特養、特定施設に指定されている民間老人ホーム（介護付有料老人ホーム）、特定施設ではない一般のサ高住を無作為に抽出して、夜間の見守り体制（最低人数）を比較してみました。

特養A（全60室ユニット型・うち10室はショートステイ用）　3人
特養B（全60室ユニット型・うち10室はショートステイ用）　3人
特定施設C（全個室48室）　3人
サ高住D（全個室30室）　2人
サ高住E（全個室43室）　2人

この5ヵ所はすべて夜間の看護師常駐はありません。一人が対応する入居者数は、特養A、Bよりも、特定施設のCやサ高住のDのほうが少ないことが分かります。ただし、これが守られているかどうかは分かりません。シフトがうまく回らず、夜間スタッフが2人から1人になってしまうなどはよくあることだと、現役の介護スタッフから聞いています。

また、**身体拘束について重要事項説明書に書いてあるかどうか**を確認してください。義母がお世話になっていた特養の重要事項説明書にはこうあります。

身体拘束の禁止について　ご利用者または他のご利用者等の生命または身体を保護す

るために「緊急やむを得ない場合」を除き、身体拘束その他ご利用者の行動を制限する行為は行いません。緊急やむを得ず身体拘束を行う場合には、その様態、日時、その際のご利用者の心身の状況、または緊急やむを得なかった事由を記録し、保存します。

これを自ら重要事項説明書に書くことは、施設側にとってかなりの決意と覚悟が必要です。逆に、「必要と思われるときは身体拘束をすることを認めます」という同意書に署名捺印させられるケースのほうが多いかもしれません。

重要事項説明の際に担当の相談員にこのことを確認したところ、

「うちでは身体拘束はしません。例えば緊急時に経管輸液などをすることになって、入居者様がそれを引き抜こうとするような場合でも、そばに最後まで付き添って声かけしたり手を握って安心させて、引き抜かないようにうまく誘導しています」

と明言しました。

施設にとっては、そうしたていねいな介護、介助はかなりの負担になり、なかなかできることではないので、驚きました。

身体拘束など、デリケートな問題についてどこまではっきりした口調で具体的な説明をしてもらえるかでも、その施設の運営方針をうかがい知ることができます。

どうしても近所によい施設が見つからない場合は

最後に施設のロケーションについて考えてみましょう。

まず、施設に入る親がひとり暮らしをしていた場合、なんとなく親がそれまで住んでいた住まいの近くから施設を探し始める人がいますが、意味がありません。そこから施設に通う人はいないのですから。

子が親の荷物を取りに行ったり、空き家になった後の処理などで実家に行くことは増えるでしょうから、まったく関係ないとはいえませんが、介護者（子）の住まいと施設の近さのほうがはるかに重要です。

どうしても近所に見つからない場合は、徐々に遠い場所へと候補を広げていくしかありません。その際、距離ではなく、あくまでも交通手段とかかる時間で「近さ」を判定します。

例えば、ひとり暮らしの親の住まい（実家）が神奈川県横浜市、子が東京都足立区に住んでいるという場合、都内でよい施設が見つからないときは、探す範囲を実家である神奈川県寄りにするよりは、反対側の埼玉県方面に広げたほうが合理的です。近いだけでなく、候補が増えるでしょう。埼玉県は首都圏では比較的介護施設の収容力に余裕のある県と言われていますから。

介護施設は交通の不便な場所にあることがほとんどです。駅のそばや街の真ん中にはまずありません。施設の数と利用料金は地価と密接に関係しますから、都市部や交通の便がよい場所にある施設は満杯だったり高額だったりして選ぶのが困難です。

しかし、普通の住居を探すのとは違うのですから、近所にスーパーやコンビニがなくても問題はありません。駅から離れた場所にあっても、タクシーで1メーターで行けるようなら十分に「交通の便がよい」といえます。

逆に、山奥で行きにくいけれども風光明媚で心が安らぐだろう、などという判断も感心しません。要介護度の進んだ人は、ベッドから起き上がるのも大変で、周囲の自然環境を楽しむような生活にはなりにくいからです。毎日目にする光景は建物の中がほとんどですから、外の環境よりも室内の雰囲気が明るいかどうかのほうが重要です。

頭を柔らかくして、いろいろな条件を複合的に考えて候補を選びましょう。

6　介護と医療を連携させる難しさ

どこまで医療行為をするべきか

ここまでは介護施設の選び方について書いてきました。よい施設を見つけて、そこに親を入れるまでがどれだけ大変なことかお分かりいただけたと思いますが、運よく親をよい施設に入れられたとしても、そこで子の責務が終わるわけではありません。実際には、親を施設に入れた後に訪れる問題のほうが、施設選びそのものよりも複雑で、悩ましいことが多いのです。

それは「親の看取り方」の問題です。

もう少し具体的にいえば、親を預け入れた施設において、どこまで、どのように終末期医療に対応してもらえるのか。あるいはどこまで医療行為をするべきか、という問題です。最後の時を迎えるまでは何が起きるか分かりません。

誤解を恐れずにいえば、はっきりとした前触れもなく最後の時がいきなり訪れるのはむしろ幸せなケースです。見送る家族としては、悩んだり考えたりする暇もなく、それを受け入れるしかないのですから。

しかし、親が終末期において、骨折したり肺炎になったりして、施設内では医療対応ができなくなるというケースも多々あります。そのような事態において、家族は正しい判断を下せるでしょうか。

度を越えた延命治療は苦しみを長引かせるだけだからしないと固く決意していても、**いざ骨折や肺炎といった急変事態が起きると、多くの場合、家族が悩む間もなく、急性期病院に運び込まれ、入院**となります。

そうなると、思い描いていた「穏やかな最後」とはほど遠く、ベッドに縛り付けられ、経管栄養やら人工呼吸器やらが装着されたままの最後を迎えることになるかもしれません。

そうした事態を極力避けるにはどうすればいいのか。

これは本当に難しい問題で、絶対的な正解はありません。当然、個々のケースによって細かく対応も違ってきます。一般論では語れないため、ここからは私が実際に父と義母の終末期から看取りまでに経験した事例を紹介しながら、「介護と医療の連携」という問題を考えていきたいと思います。

病院に連れていくリスクと連れていかないリスク

当然のことながら、人は高齢になればなるほど、あらゆる内臓の機能が弱ってきて、見えないところで不具合を起こすようになります。肺の機能が落ちて血液に酸素を十分取り込めなくなったり、腹部に水が溜まったり、膀胱や腎臓の機能が落ちて血尿が出たり、肝機能が落ちて消化管出血が起きたりといった内臓系の障害は、高齢者では普通に起こります。

若いときは投薬や手術で健康な状態に戻せても、代謝能力や免疫力が低く、基礎体力もない高齢者では、治療行為にも限界があります。

父を終の棲家と決めた小さな施設「Eホーム」に入れたとき、そこであと何年過ごせるかは分からないとしても、最後はとにかく穏やかに、静かに見送りたい、救急車で病院に運ぶようなことは極力避けたい、ということは、施設長のEさんや他のスタッフに何度も告げて、お互いの意思も確認し合ってきました。

しかし、誰もがすっと命の火を消していくわけではありません。体調の悪化に対して、この場合はどこまで医療的な手段を講じるべきか、あるいは講じずに見守るだけがいいのかという判断に迷う場面が訪れます。

父の場合は2度ほど試練がありました。

最初の小さな山場は2018年の春でした。

E施設長から連絡があり、父の健康状態がかなり変わってきたので、今後のことについてケアマネさんも交えて一度「確認」をしておきたいとのこと。

施設でケアマネのFさん、介護スタッフも交えて「看取り会議」とでも呼べる話し合いをしました。

施設側の説明では、父の体力、運動能力はかなり衰えてきていて、今は、なんとか立ちあがることはできても、背あてのない椅子やベッドの縁に座ろうとすると後ろに倒れてしまう。そのため、部屋には先日からポールを建てて摑まれるようにしたが、やはり転倒して骨折という事態がいちばん怖い。しかし、「拘束はしないのですよね」という再確認。

さらには、尿に血が混じることがあるので、その原因を知りたいとも言われました。

これは父をこの施設に連れてきた前年夏からのことで、たまに尿の色が怖いほど濃いことがあるというのは私も聞いていました。常時ではないし、本人に確認しても痛みなどはまったくないと言うので、病院に連れていって長時間待たせたり、検査入院してくださいなどと言われると、そのストレスで、また一気に具合が悪くなることのほうが心配だったため、とりあえずは様子を見ていたのです。

本人に直接確認しても、「全然大丈夫」と言い張ります。その様子からは、病院に連れていかれることをとても恐れていることがうかがえます。

しかし、E施設長が「医療的にある程度原因や状況が摑めていないと、私たちも今後の対応に自信が持てない」と言うので、かかりつけのGクリニック（内科）に連れていき、G院長に血尿のことを相談しました。その際、診療が大がかりになって大病院に検査入院などということは極力避けたいとも告げました。

G院長は「でも、専門医に検査してもらったほうがいいでしょ。H総合病院の泌尿器科のI先生は評判の名医で、県外からも診療に訪れる患者がたくさんいるほど信頼できる人ですから、紹介状を書きましょう」と言って、紹介状を書いてくださいました。

その紹介状を受け取っても、私はまだ父をH総合病院に連れていくべきかどうか迷っていました。H病院は建物も古くて、狭い待合室に患者がごった返しているので有名な病院です。初診で待たされるだけでも長時間になるでしょう。

父はその頃はゆっくりであればなんとか10ｍくらいは歩けるというような状態で、24時間オムツですから、長時間待たされるだけでも相当な負担になります。

しかし、E施設長とも相談し、その後の対応を考えるためにも一度は診断してもらおうと決めて、翌日すぐに父を紹介された病院に連れていくことにしました。

これぞ名医の診断

父の場合、病院で採尿するのは難しいので、あらかじめ施設で尿を採ってもらってそれを持っていこうということになったのですが、施設に迎えに行くと施設長から「ダメでした〜。緊張しているのか、全然出ませんでした〜」と言われ、ガックリ。

案の定、病院は混み合っていて、かなり待たされました。

採尿コップを渡されたものの、古い病院のため、採尿のためのトイレはなく、一般の、大便器も小便器も一つずつしかない狭いトイレで採尿。

ドアを開けたまま「出ないよ。無理だよ」と繰り返す父の横に立って「大丈夫。ゆっくり力を抜いて……」などと声をかけながら見守ること10分あまり。ようやくほんの少量採れたのを、指定された場所に運んで置くのですが、その場所は人が行き来する廊下の横に置かれたテーブルで囲いもないという状態。こんなことで大丈夫なのかと心配しながら、診察をひたすら待ちました。

お昼もとっくに過ぎてからようやく順番が回ってきて診察室に入ると、名医と評判のI医師は、その場で腹部のエコー診断をし、映し出された映像を指しながら「これが前立腺です。普通の3倍くらいまで肥大していますね」などと、テキパキと説明をしてくれました。

説明では、前立腺が肥大しているだけでなく、腎臓には結石のタマゴのようなものが見え、膀胱にもいくつか腫瘍か血腫のようなものがあるとのこと。

「一度、膀胱の中をちゃんと見てみましょう」

と言われました。

89歳の老人に尿道カテーテルを挿入するだけでも相当な負担だし、これだけ混雑している病院にまた連れてくるのは厳しいと私が訴えると、I医師は、

「じゃあ、今やっちゃいましょう。普通はしないんですが、そういうことでしたら特別にやっちゃいます。今から準備させます。今のカテーテルは細くて負担も少ないから大丈夫です」

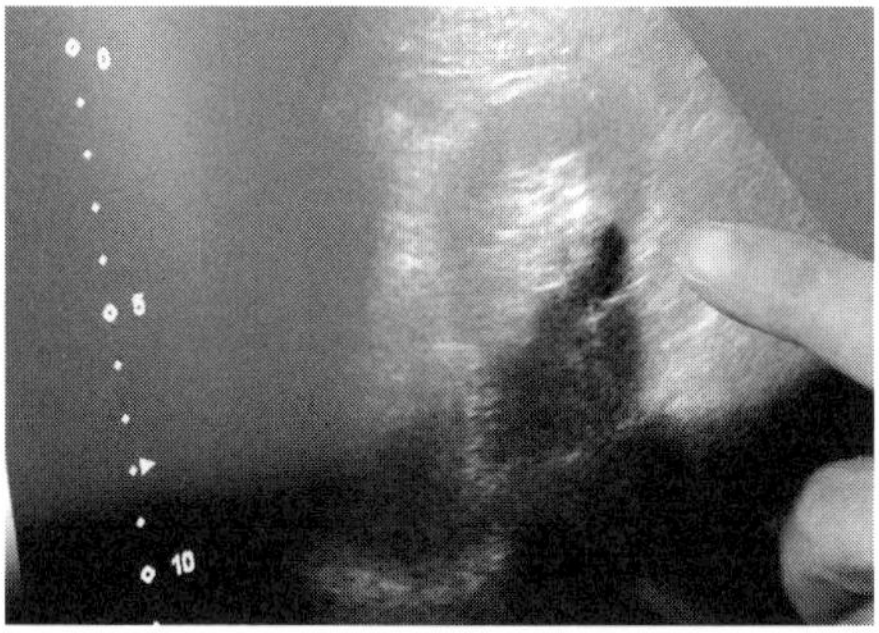

簡易スキャナーで炎症の具合を説明するI医師

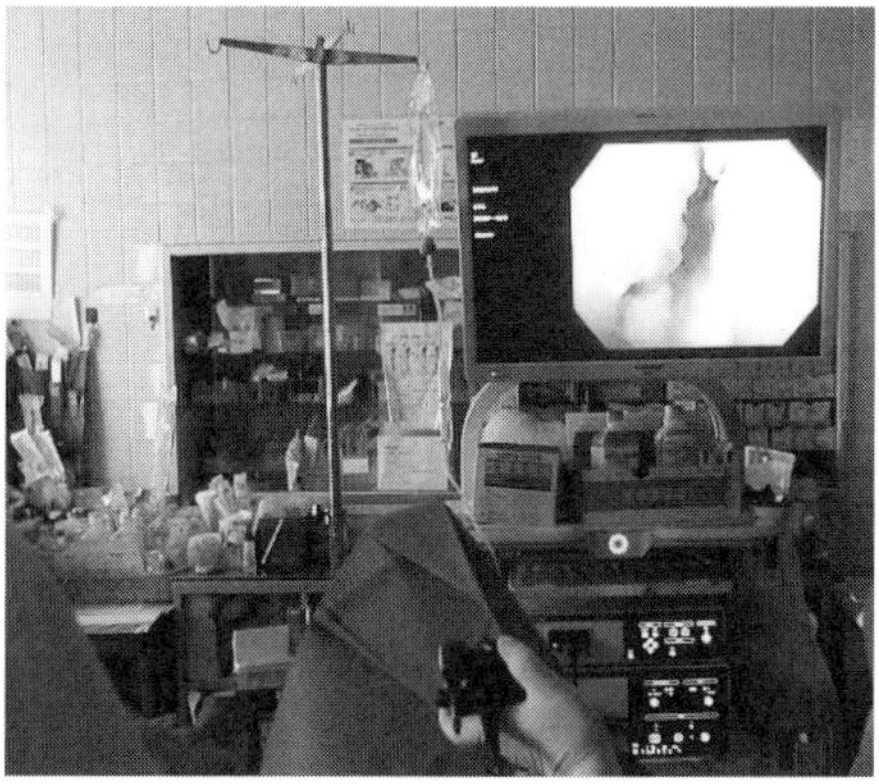

その後、カテーテルカメラでの検査に付き添った

と言います。

その決断の早さに感心し、それなら、ということで、父をなんとか説得して検査室まで送り出しました。

年輩の女性看護師から「付き添いのかたは入れません。ここで待っていてください」と言われ、廊下のベンチで待っていると、しばらくしてI医師がニコニコしながら現れて「息子さん、じゃあ、一緒に行きましょう」と、声をかけられ、I医師の後について検査室にまで入れました。

検査室では医師たちの真後ろに立たせてもらい、一緒にモニターを見ながら解説してもらいました。

モニターには鮮明なカラー映像が映し出されています。

「はい、入りました。今尿道を通って、はい、ここが膀胱です。あ〜、これ、真っ赤だね。見えるでしょ？」

と、私と父の両方に説明をしてくれます。

I医師の説明を聞きながら、これはかなり面倒なことになりそうだと嫌な予感がしました。

検査が終わり、誰もいなくなった廊下のベンチで一人待っていると、I医師が現れて、さらに説明をしてくれました。

「膀胱の壁がかなりボロボロで、あちこちに血腫のようなものが浮き上がってて、そこから出血してますね。せっかくカテーテルを入れたので、汚れた尿は吸い出し、膀胱の壁をコーティングするような薬剤を注入しておきました。**組織採取検査をすれば、多分、癌細胞が見つかるでしょう。**でもまあ、**高齢ですし、見つかっても抗癌剤治療や手術なんてできない**わけですから、**これ以上の検査はしないほうがいい**でしょう。今日は抗生剤を出しますが、それも長くのみ続けるのはよくないので、1週間のんだらあとは経過観察してください」

と、澱みのない言葉で明解な説明。なるほど評判通りの名医だと感動しました。

私からは、

「ホームのスタッフが、例えば、腫瘍が破裂して突然大量の出血があったりするとうろたえるので、心構えをしておきたいと言っていましたが」

と言うと、

「そういう事態になりそうなほどの大きな腫瘍はないので大丈夫でしょう」

とのこと。

「ただ、今後も血尿は出ます。出ても、本人が痛みもない、辛くもないと言うのであれば、そのまま見守ればいい。まったく尿が出なくなったり、痛みを訴えるようになったら、また来てください。でも、その場合もできることは対症療法だけです」

と、これまた明解な説明を受けました。

私からは、今お世話になっている小さな施設の様子も簡単に説明しましたが、

「特養以外で、看取りまでやるという施設は本当に少ないんですよ。すごいですねー。でも、これからの時代、病院で大量死は困るから、そういう小規模な施設で看取りをするケースは増えていくでしょうね」

と言われました。

説明を終えると、I医師はピューッと風のように去っていきました。

その後ろ姿を見送りながら、世の中、こんなお医者さんばかりならいいのに……と、見惚れてしまったものです。

そこからまた、会計で長時間待たされ、院外の薬局でもかなり待たされ、施設に連れ戻ったときには2時をとっくに回っていました。

E施設長に報告すると、「よかった。これで私たちも自信を持って対応できます」と、心強い言葉。

この経験はとても貴重でした。

歩くこともおぼつかないほど弱っている高齢者を、古くて混んでいる総合病院に連れていき、長時間待った末にカテーテル検査を受けさせるとなると、父の肉体的、心理的負担は相当なものです。しかし、今回の場合は、I医師の素晴らしい対応が、そうしたマイナ

ス要因を上回ってプラスに働いたと思います。

病院でも介護施設でも、頼れるのは結局「人」なのだということをしみじみ思い知った次第です。

訪問診療医を見つける困難さ

泌尿器科の名医を訪ねてみた経験で学んだことは、介護者である家族、介護施設、医療機関の医師との連係プレーがいかに大切で、かつ難しいかということです。

特に意思決定に大きく関わる担当医や施設長が、終末期医療についてどのような考えを持っているか、どのように行動してくれるかで、運命が変わります。私たち家族は介護にも医療にも詳しくはない「素人」ですから、頭では理解しているつもりでも、いざとなるとどうしても迷いが出ます。そんなとき、プロの適切な一言、素早い決断と行動にどれだけ助けられることか。

父のケースは極めて幸運な例だと思います。

うまくいったのは、家族（私）、E施設長、I医師の全員が、父に**不必要な負担をかけない**、最終的には父の**幸福度をなるべく損なわない解決法**を探ろうという、**最大公約数的目標を共有し、実行できた**からです。

施設にしてみれば、事故を起こさないことや介護の苦労を減らすことを優先させようと思うなら、施設から出ていってもらいたいところです。

医師としては、患者個人の複雑な状況などはいちいち勘案せず、マニュアル通りに診療・治療できれば楽ですし、病院の経営的にも助かります。

私としては、本人が「なんともない」と言い張っている以上、多少の血尿くらいで面倒を増やしたくないという気持ちも正直あります。

しかし、三者がそうした自分にとって楽な方法をとれば、父の苦痛や不安は増していたでしょう。

施設は、医療的問題の不安や疑問を減らした上で、自分たちができる最大の介護をする。

医師は、患者の病状だけでなく、残りの人生にとっていちばん不安や負担のない診療を工夫する。

私は、父にとっていちばん幸せな方向を徹底的に探りながら、関係者の連携がうまくいくように調整する。

三者が、それぞれの立場で少しずつ自己犠牲を払いながら、父のために動いたといえます。

しかし、父の場合、いよいよ通院での定期診察では対応できないと思わされました。

それまでは施設から少し離れたG内科クリニックに私が運転する車で父を送り迎えして

いたのですが、車への乗り降りや駐車場から病院まで歩くのもかなり大変で、次はもう無理かもしれないと思っていたところです。

定期診察を受けていた内科クリニックのG院長は感じのよい人でしたが、往診はしていないので、このままでは最後に施設で看取りをするのも困難です。かかりつけ医が臨終の場に来て、死亡診断書を書いてくれないと、警察が来ることになってしまいます。

そこで、市外ですが、E施設長とは長年のつき合いだという、これまた名医の誉れ高いJクリニックのJ院長に頼み込んで、訪問診療に切り替えることにしました。

これも父にとっては大変な幸運です。訪問診療医を見つけることは極めて困難なのです。

J院長はすでに70人くらいを担当しているそうで、K医師（30代女性）と2人での分業体制で激務をこなしていました。

特養や老健には専属や契約している医師がいるので、利用者側がかかりつけ医を探す必要はありません。多くの民間老人ホームでも、契約している医療機関があり、訪問診療は可能ですが、小さな施設では難しいのです。

J院長のクリニックでは、月1回の訪問診療の他に、看護師による月2回の訪問看護を加えることが診療の前提になっていました。

訪問看護師は市内の訪問看護ステーションから派遣されます。つまり、父の場合、J院長のJクリニック（市外）と訪問看護ステーション（市内）の両方と契約することになります。どちらからも大変にていねいな対応をしていただきました。

Jクリニックと契約できなかった場合は、それまでのかかりつけ医であるGクリニックのG院長に頼み込んで、訪問診療はしなくていいから、G院長から訪問看護ステーションに指示を出して訪問看護だけでもしてもらえればなんとかなるかな、とも考えていたのですが、今思えば、やはり無理がありました。

介護施設を選ぶときは、その施設で看取れるのかどうかを施設側に確認すると同時に、**看取りが近づいたときに医師との連携がうまくとれるか**も確認しておく必要があります。施設が契約している、あるいは紹介可能な訪問診療医はいるか。それは同じ経営グループの専属なのか、それとも他でも診療している一般の訪問診療医なのか。紹介してもらえる訪問診療医は複数いるか。訪問診療医は自分たちで探してきて依頼してもいいのか。訪問看護ステーションとの連携はどのようになっているか……といったことです。これらをきちんと説明してくれない施設では安心できません。

病院で死なせないという覚悟

父がお世話になっていたEホームの施設長Eさんは、医療との連携という意味で、今までに難しいケースを何度も経験してきた人です。

私の手元にはA4の紙2枚を二つ折りにしただけの冊子がいくつかあります。Eさんの知り合いの私塾経営者が、Eホームに親を預けていた家族（子）にインタビューした内容をまとめたものです。Eホームの実録記とでもいえるでしょうか。

そこには、病院に入院した途端に別人のようになってしまった親を、子が施設長と一緒に奪回する壮絶な話などが紹介されています。

その中からいくつかの話を短くまとめて紹介してみます。

Lさん（女性）は、認知症の父親を介護していましたが、ある日父親が熱を出して、本人が「入院させてくれ」と言うので入院させました。ところが、入院後、それまでは普通に身の回りのことができていた父親が24時間点滴、オムツになり、薬で眠らされて意識も薄れ、身体中がむくんで別人のようになってしまいました。

本人も「退院したい」と訴えますが、どうしていいか分からず悩んでいたとき、デイサービスでときどきお世話になっていたE施設長と会い、「とりあえず退院させようよ。うちにおいでよ」との言葉に勇気づけられ、退院させることを決意。「どうなっても知りませんよ」という病院の制止を振りきって退院させ、E施設長の施設に移動させました。

退院させたときは起き上がるだけでも痛がり、熱も38度あったLさんの父親は、翌日には普通に起き上がってソファに座っていて、訪ねていったLさんの顔を見ると「ヨッ！」と笑顔で迎えたというのです。

その後も亡くなるまでの間に病院の世話になることはなく、自分でトイレに行き、自分で食事をし、散歩をしながら「普通の暮らし」をしていたといいます。

Lさんは「施設でお世話になった最後の半年間が、私も父もいちばん穏やかに過ごせました」と言っています。

……こう書くと、熱の下がっていない病人を病院から無理矢理退院させるなんて非常識だ、と憤慨するかたも多いと思いますが、E施設長の次の話を合わせて読むと、決してそうではないことが分かります。

E施設長は、Lさんの父親が入院したと知った直後に心配で様子を見に行き、退院したらどのような介護ができるかをシミュレートしていたそうです。

そして実際、退院した（させた）日の夜のことを、E施設長は次のように細かく記録しています。

・退院した日の夜は、呼吸も荒く、寝汗をびっしょりかいたので、何度も着替えをさせ、シーツを替えた

・その際、「着替える前に身体を拭きましょう」「こっちを向いてください」など、声がけして行った

・寝る前に口をすすいで歯磨きをして、喉周辺に雑菌が繁殖して発熱しないようにこ

ころがけた
・病院ではずっと寝ていて身体が固まってしまっていたので、まずは身体を起こして座り、食べ物も口から自分で手を使って食べるようにした
・夜8時から深夜12時までの間にポカリスエット100cc、ジュースとお茶200cc、タマゴ豆腐1個を食べた
・その後も、食欲がないときはないなりに、白湯、麦茶、ポカリスエットなどの飲み物、プリンやタマゴ豆腐、ゼリーなどの柔らかい食べ物を用意して、食べたいものを選んでもらった
・食べ物は唾を飲み込むよりもちょっと多い程度の量をティースプーンに取って口に入れ、飲み込んだのを確認してから次を入れるようにした
・「味はどう?」と訊くと、「まずい」とか「苦い」とか答えたので、とにかくそうした言葉のやりとりをすることを心がけた
・足の裏を床につけることで五感を取り戻すリハビリになると思ったので、トイレにはスタッフが支えながら、自分の脚で歩いて行ってもらった

……これを読むと、E施設長がなんの勝算もなく無責任に「とりあえず退院させようよ。うちにおいでよ」と言ったのではないことがよく分かります。

その後も、しばらくは尿の色が異常に濃かったので、「水をいっぱい飲むのは、おしっこのタンクをきれいにするためだよ」などと一つ一つ説明し、行動の意味づけ、動機づけを心がけながら接したそうです。

その結果、退院から3日後には自力で立ちあがり、他のデイサービス利用者がいちご狩りに行くのを外に出て見送るくらいまで回復していたとのこと。

一人の入居者（患者）に、複数のスタッフが夜を徹してつきっきりでここまで手厚く、細かく接するなどというのは、普通の介護施設はおろか、病院でもまず無理です。

ですから、この話は極めて例外的なのですが、**終末期の近い高齢者にとっての医療は、介護の環境と切り離しては考えられない**のだということがよく分かります。

介護施設と医師の連携

Lさんの場合は制止する病院側を振りきって父親を「奪回」したケースですが、病院の医師とうまく連携して、最後は幸せに看取ったという例もあります。

これもEホームの冊子に紹介されている例ですが、Mさん（男性）の母親は末期癌で、高血圧もあり、半身不随になってからはそれまでのひとり暮らしができなくなりました。

デイサービスやショートステイを使いながら在宅介護を続けていましたが、認知症ではなく、頭はしっかりしていたMさんの母親にとって、施設でやらされるお遊戯やら歌唱やらは苦痛でした。家を出るたびに「また仕事に行くんか」「私のような人間は役に立たないから、早く死にたい」などと言って嫌な顔をしていたそうです。

ケアマネに相談しても、大きな施設の情報しか持っていないようだったので、Mさん自身が新聞の折り込みチラシを頼りに、Eホームを訪れました。

最初は大きな施設に入れるまでのつなぎのつもりだったのが、Mさんの母親はすっかりその環境を気に入り「私はもうここからどこにも行かない」と宣言。Eホームで暮らし始めました。

しかし、その1ヵ月後に体調が悪化して入院。

末期癌なので手術はできません。母親は「こんなところでは死ねない」と言うし、主治医のN医師の許可も出たので、なんと、胆汁を体外に出す管をつけたまま退院してEホームに戻ることになりました。

このときのことをN医師は、

「Eホームでは、血圧、脈拍、尿量などをきちんと記録して表にしてくれていたから、これならなんとかなるだろうと思ったのです。今後体調の変化があったときも、なんとなく顔色が悪いとかではなく、きちんとデータを見せてもらえるので、どこがどう悪いのか、こちらも判断ができますから」

と言っています。

終末期の人に接する技術は、病院よりも介護施設のほうが上でしょう。しかし、介護施設では医療行為はできませんし、医療的な判断もできません。両者が具体的なデータを共有して、お互いの長所を生かし合える環境がベストですが、実際にはそれはなかなか望めません。

介護施設側は「ここまではうちで見ますが、ここから先は病院に行ってください」となり、病院側は「医療行為はしますが、患者固有の状況を細かく汲み取って対応するのは無理です。入院した以上は病院のルールに従ってください」となりがちです。

急性期病院に認知症老人が入院すると、ていねいに介助してあげれば口から食べられるのに、そこまでは面倒みられないので経管栄養などにされてしまいます。そうなると、本人は嫌がって管を外そうとするので、動かないように手にはミトンをはめられ、ベッドに拘束されるか、ほとんど動けないくらいに薬を処方されてしまいます。そんな環境では、どれだけ医学的な処置を施しても回復は望めません。苦しませた末に死期も早めることになってしまいます。

心ある医師はそれが分かっているので、杓子定規な治療行為はせず、家族としっかり話し合って、よりよい道を探ろうとします。Mさんの母親の主治医だったN医師も「患者が楽になることと治療は別」と語っています。しかし、多くの医師は、そこまでつき合ってはいられないと割りきっています。日々大勢の患者を相手にしている職場ですから、それもある程度は仕方ないと思います。

だからこそ、**家族、介護施設、医師の連携によって、最良の落としどころを見つけていく努力**が重要なのです。

幸い、Mさんの母親は、その後も痛みや苦しさを訴えることなく施設で穏やかに過ごすことができました。

Eホームでは毎年1回「冥土の土産ツアー」と銘打って、入居者、スタッフ全員で1泊旅行に出かけていたのですが、Mさんの母親も胆汁を出す管をつけたまま参加し、那須のペンションに泊まり、ビール工場の見学などをしたそうです。

「さすがに鬼怒川ライン下りだけは遠慮していただきましたが、ペンションではお願いしてあった力持ちのボランティアと一緒に4人がかりで、シーツにくるんで部屋まで運び、トイレはポータブルトイレを持参、ベッドは転げ落ちないようにペンションのかたに了解を取って壁際に移動しました。胆汁の色がペンションの寝具につかないように、専用の防水シーツやタオルケットも持参。行き帰りは私が運転する車の横に座っていただき、会話しながら1時間半のドライブでした。なんでそこまでするの？　とよく言われますが、私は、生きている間は、残された時間の多少にかかわらず、豊かな時間の過ごし方を大切にしたいんです。2日目は葡萄園に行き、好きなだけ葡萄を食べ、葡萄棚の下で昼寝をしてから帰ってきました」（E施設長）

Mさんの母親はそんな日々を過ごしながら、退院してから9ヵ月後に施設で静かに息を引き取りました。

「亡くなる前日には、そろそろ危ないからというので、家族も親戚もみんな集まって母を囲みました。今でもみんなで集まることがあると母の話が出て、あのとき偶然みんなが同じ時間に集まったのは不思議だったねと言っています」（Mさん）

医師も悩み抜く抗精神病薬の処方

そんな武勇伝（?）をたくさん持つE施設長が運営するEホームに、私の父もお世話になっていました。

膀胱の炎症で泌尿器科の名医に診断を受けてから半年後、父の認知症がどんどん悪化して、さすがのE施設長も音を上げるほどになりました。夜になると豹変して、奇声を上げたり、大声で歌を歌ったり、廊下に出て歩き回って他の入居者（当時、施設では父以外、入居者もスタッフも全員女性）を怯えさせるとのこと。

それも困りますが、最も怖いのは骨折です。目が届かないところで動かれて、骨折させてしまうと、もはや施設では介護できません。救急車を呼んで入院となれば、それが事実上の死の宣告になりかねません。

病院で身体拘束や経管栄養の末に死なせることだけはなんとしても避けたい……そのた

めには、夜中はとにかく蒲団の中にいてもらわないと困るわけです。

認知症の進行を抑えるとされる薬「アリセプト」（一般名はドネペジル）をやめてみたり、睡眠薬を処方したりと、いろいろ対処しても、全然眠らない。

スタッフからは「もう、睡眠剤とかの処方ではないレベルだと思います。精神科領域の薬でないと効かないのでは？」と言われ、私もほとほと心苦しくなっていました。

その間も、父が自分のウンチの記録や「未来の日記」まで、ありとあらゆることを細かくメモする性癖なのを逆手にとって、「夜は蒲団の中にいること」などと書いた紙を何枚も部屋に貼ったり、机の上に置いたりしたところ、少し落ち着いたという報告もされたのですが、それも長くは続きませんでした。

特養など重度の認知症老人を多く抱える施設では、こうした「多動性」認知症老人に対しては「リスパダール」（一般名はリスペリドン）に代表される抗精神病薬を処方しておとなしくさせるという対処がよくとられています。

ベッドに拘束はしたくない――となると薬で動けなくさせるしかない、というわけです。

リスペリドンの効果が期待できる症状は、統合失調症、双極性障害（特に躁状態）、不眠や不安、衝動をコントロールできない状態（認知症や青少年の行動障害など）で、一般の睡眠薬などよりずっと強い効果があります。

主治医のJ院長と、J院長とタッグを組んでいるK医師は、2人ともリスペリドンの処方には慎重でした。

というのも、リスペリドンには強い副作用があり、高齢者への処方は危険を伴うからです。


外国で実施された認知症に関連した精神病症状（承認外効能・効果）を有する高齢患者を対象とした17の臨床試験において、本剤を含む非定型抗精神病薬投与群はプラセボ投与群と比較して死亡率が1・6～1・7倍高かったとの報告がある。また、外国での疫学調査において、定型抗精神病薬も非定型抗精神病薬と同様に死亡率の上昇に関与するとの報告がある。

無動緘黙、強度の筋強剛、嚥下困難、頻脈、血圧の変動、発汗等が発現し、それに引き続き発熱がみられる場合は、投与を中止し、体冷却、水分補給等の全身管理とともに適切な処置を行うこと。（略）なお、高熱が持続し、意識障害、呼吸困難、循環虚脱、脱水症状、急性腎障害へと移行し、死亡することがある。（引用元：KEGGデータベース）

それでも、このままではいつ骨折させてしまうか分からないし、その前に夜勤スタッフが精神的に持たないという施設側からの強い要望で、リスペリドンが処方され始めました。

しかし、医師が処方した量ではなかなか効かなかったようです。施設側は量を増やせないかと提案し、医師はそんな危険なことはできないと却下し……というような状況がしばらく続きました。

父の様子はこの頃から明らかに変わり、昼間も表情が乏しくなって、会話の量も極端に減りました。

ケアマネのFさんからも「あれだけ豊かな精神活動をされていたお父様がこんな風になって、どう思われますか？」と問いかけられ、返答に困りました。

これを読んでいるみなさんは、そんな薬を使って「動けなくさせる」なんて、非人道的で許せない、と憤慨されるでしょう。しかし、介護現場の実状を知れば知るほど、そんな簡単なことではないと分かります。

私ももちろん、これはまずいな、可哀想だな、何か他に方法はないのかと思い、いろいろ調べたり、スタッフと話し合ったりするのですが、実状を知れば知るほど解決策が見えてきません。介護スタッフが倒れてしまったら介護が根底から不可能になるわけですし、骨折して入院となったら、そこから先はさらに悲惨なことになるのは目に見えています。

抗認知症薬「アリセプト（ドネペジル）問題」については拙著『医者には絶対書けない幸

せな死に方』で詳細に書きましたが、新たに直面した「リスペリドン問題」は、それよりはるかに難しく、苦しい問題なのだと分かり、頭を抱え込んでしまいました。

ちなみに、リスペリドン以外にも、デパス（一般名・エチゾラム）、セロクエル（同・クエチアピンフマル）、セエルカム（同・ジアゼパム）といった薬も、よく使われる抗精神病薬です。

高齢者にとって骨折は死に直結する

そんな状態がしばらく続きながら、父の反応は日増しに弱くなっていきました。

満90歳の誕生日をなんとか迎えられましたが、J院長、K医師からも「いつどうなってもおかしくないと、覚悟はしておいてください」と告げられました。

ここからは当時の私の日記をもとに、時系列に沿って、実際に起きたこと、それに対して私が感じたこと、考えたこと、実行したことをまとめてみます。極めて個人的な記録ですが、高齢者介護においてはごく当たり前に起こりうることであり、多くのかたにとって有用な情報でもあると思うからです。

２０１８年の大晦日の朝、E施設長から、「お父様が夜中に大腿部を打ったようです。緊急に訪問看護師さんを呼びました」という電話がありました。急いで様子を見に行くと、すでに看護師さんは帰った後でした。腫れもないし、触っても痛くないというので、このまま様子を見ましょうということになったとのこと。

父も「大丈夫だ。もう痛くない」と言います。

年末年始の休みに入り、病院はどこもやっていませんから、様子を見るしかありません。このときは「骨が折れなくてよかった」と、むしろ安堵していました。

ところが年が明けた3日になり、再び痛みを訴えるようになったというので、再度訪問看護ステーションに連絡して来てもらうことに。

今度は明らかに見た目も変わっていました。右脚と左脚の長さが変わってしまっています。看護師さんから主治医のJ院長に連絡が行き、翌日、J院長も緊急訪問診療ということで来てくれました。

「大腿骨頸部骨折で間違いないと思います。レントゲンを撮らないと断定はできませんが……」

それを聞いて目の前がまっ暗になりました。いちばん恐れていた事態が起きてしまったのです。

どうすればいいかと訊くと、J院長は、

「とにかく整形外科で一度確定診断を下してもらわないと先に進みません。しかし、このケースでは即入院、手術と言われるでしょう。入院させたくない場合は、『一旦施設に戻ります』と強く言わないと……」

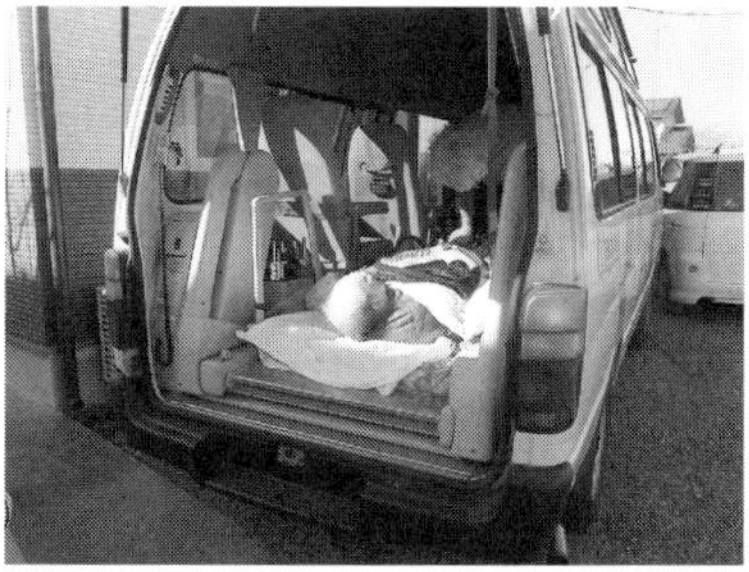

施設のハイエースに乗せて整形外科病院へ運ぶ。

と言います。J院長も入院させるべきかどうか迷っているようでした。

私はこの時点で、とにかく診断をしてもらった後は、病院側からどう説得されようと、一度は施設（Eホーム）に戻すということを前提に動くことにしました。

翌5日、ようやく開いた近所の整形外科に連れていきました。

これがまず大仕事で、車椅子のまま乗せられる介護タクシーなどはまったく手配できず、当初は私の車（ステーションワゴン型の乗用車）の後部座席を倒してそこに寝かせて運ぶという作戦でした。しかし、私も気持ちが焦っていて、Eホームに到着する直前に軽く縁石にぶつけてしまい、パンク。急遽、ホームが所有しているリフト付きハイエースを借りることにしたのですが、そこに父を運び入れるのも、私と施設の女性スタッフ3人総動員の4人がかりでやっとのこと。小柄な老人でもこんなに重いものなのかと思い知らされ、早くもめげそうになりました。

救急車を呼んでしまえばとにかく自分の手からは離れる。あとは病院に全部任せてしまえばどれだけ楽なことか……。

しかし、それでは総合病院に運び込まれてベッドに縛り付けられ、父の精神状態が一気に悪化することは目に見えています。そんな状態で死なせたくない。その一念で頑張ろうと思いました。

病院ではやはり大腿骨骨折の診断。

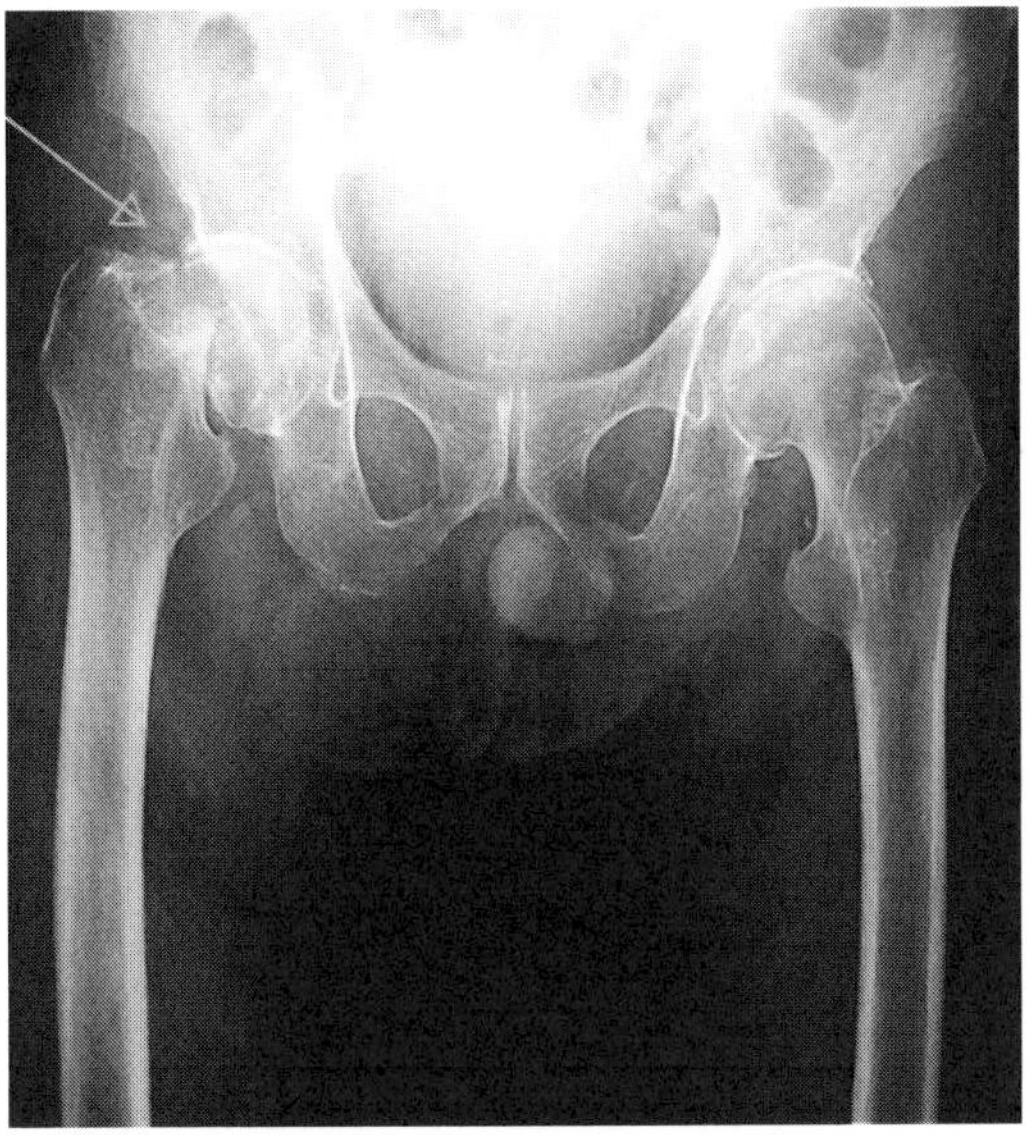

父の骨折した股関節レントゲン画像。完全に折れて上にずり上がってしまっている。このため、時間とともに片脚が短くなってしまい、骨折とわかった。

整形外科医からは「これは１００歳でも手術させる事例です」と断言され、このまま総合病院に運んでしまったほうがいいと言われましたが、そこは強固に「とにかく一旦施設に戻して、主治医とも相談します」と断って、Ｅホームに戻りました。

整形外科では痛み止めなどの薬はまったく処方されませんでした。

そこでようやく、前日、Ｊ院長から「整形外科で痛み止めが出ない場合に備えて処方箋を書いておきます」と渡された痛み止めの処方箋のことを思い出し、慌てて薬局へ行ったのですが、土曜なのでどこも早じまいしていたり、まだ正月松の内なので閉まっていたりで薬が入手できません。ようやく1軒、電話をすると「今閉めるところです」という処方箋薬局があったので「あと10分待っていてください」と頼み込んで駆けつけ、なんとか痛み止めを入手できました。

手術させるリスク、させないリスク

夕方、訪問診療から戻ってきた主治医のＪ院長と電話で今後のことを相談しました。

まずは私から整形外科医の意見を伝えました。

・骨はきれいに折れていて、すでに上のほうにずれてしまっている。
・これは１００歳でも迷わず手術させるケースである。
・手術は「人工骨頭置換術」というもので、骨を深くえぐってチタン合金の人工骨頭を埋め込む。
・ただし、高齢で全身麻酔に耐えられないかもしれないと麻酔医が判断すれば、そのまま何もせず戻ってくることになるかもしれない。
・手術をしない場合は痛みがかなり続くであろう。また、出血などの危険があるので、施設での介護は限界がある。

これらは事前にJ院長から「病院では多分こう言われるでしょう」とレクチャーされていたので、私も情報共有していました。しかし「100歳でも手術させる」という整形外科医の言葉を伝えたときは、J院長も「ええ〜！」と驚いた声を発していました。

私は前日からずっと、ネットで「大腿骨骨折を手術しなかった場合どうなるのか」という事例を探し回っていました。

大腿骨骨折の手術そのものの解説はあちこちに出ていて、多くは「高齢者でも早急に手術すべき」的な内容でした。整形外科医が書いている記事なので、そういう内容になるのは当然でしょう。

一方「手術しない」選択肢についての事例報告などはほとんどありません。介護現場や精神科領域の医師の話もまったく出てきません。

終末期が近い高齢者が大腿骨を骨折して、手術入院したものの、当然骨折前よりも身体全体で状態が悪化し、病院のベッドに縛り付けられたまま悲惨な死に方をする……というのは、よくある終末期ストーリーで、今までにも数多くの実例を聞かされてきました。だからこそ骨折をいちばん恐れていたのですが、こうして実際に経験してみると、本当に難しい判断を迫られます。悩みに悩んで、そのストレスでこちらが倒れてしまいそうです。
そんな中で、こういう事例を見つけました。

症例Aは、自宅で転倒後、整形外科病院に担送。大腿骨頸部骨折と診断されたが、痴呆を理由に手術を拒否、そのまま介護老人保健施設を紹介。痛みに対する処置を行いながら脂肪塞栓などの合併症の予防に努め、慎重な全身管理のもと、車椅子での生活を開始させ、もちろん入浴も許可。3ヵ月後再び徘徊できるまで回復。骨折前には要介護度5と認定されていたものの、再認定の結果、要介護4と判定。（略）
骨癒合が得られなくとも、変形治癒しようとも、治療期間が長くとも、良好なADL（日常生活動作）を維持できる症例が多いことを再認識していただきたい。（私論「寝たきりは不適切な処置によって作られる」臨時雑誌 ORTHOPEDIC SURGERY 整形外科 Vol・54 2003－9 南江堂 医療法人アスムス理事長・太田秀樹）

手術や麻酔というのは体にかなり負担がかかります。全身状態が悪い人では、手術を行う方が、寝たきりでいるよりも危険性が高いと判断される場合には保存療法を選択します。

手術しない場合でも数ヶ月経過すると痛みは落ち着いてきます。頚部骨折部は、癒合する可能性は少なく体重をかけることはできませんが、あまり痛みなく車椅子に座っていることは可能です。体の拘縮予防のためにも痛みが落ち着き次第できるだけ早く車椅子に移って寝たきりを防ぐことが重要になります。（「大腿骨頚部骨折」　益田地域医療センター医師会病院・守屋淳詞　２０１１年2月11日）

しかし、この時点では、短期決戦のつもりでJ院長が紹介できる総合病院に移送して手術させる方向に傾いていました。

施設の副施設長Oさんも「痛いのは可哀想。じゃあ、手術ね」と言っていましたし、手術しない場合、内出血などの急変が起きたら、どのみちまた病院に運び込まなければならないと思ったからです。

J院長にもそう告げたところ、

「そうですか。ではその方向でいきますか？　難しい選択ですので、最後はご家族が決めるしかないです。それでいいんじゃないでしょうか」

と言われました。

どっちみち翌日は日曜で動きようがないので、月曜日に仕切り直しということで、長い電話での相談を終えました。

「絶対にここを出たくない」と訴えられて

翌日曜日、手術を受けさせる方向で動くつもりで、説明をするために資料などのコピー（p167の写真など）を持ってEホームへ行きました。

ちょうどE施設長もいたので、父の様子を訊くと、J院長から処方された痛み止めが効いたのか、今日はすこぶる調子がよく、朝は「吸い飲み」から水もスープもポカリも自分で飲んで、食事も普通にとったとのこと。あまりにも協力的に態度が変化しておとなしくなったので、E施設長は明るい表情で、

「嬉しくなっちゃったわよ、はっはっは」

と笑っています。

逆に、今までどれだけ父が施設内で問題を起こしていたのかが思いやられて、私としてはいたたまれなくなりました。

父が急に優等生になったのは、とにかくここから出されてしまうことだけは嫌だということなのでしょう。

「ほら！　息子さん、一人で抱え込んで大変なのよ。ちゃんと話を聞きなさい！」

と、E施設長は父に言って部屋を出ていきました。

そこで、父に写真や図を見せながら、今、決断しなければならない2択（手術か、手術せずにここにこのままいて時間がかかっても痛みが取れるのを待つか）についてしっかり説明しました。

驚いたことに、最近ではいつも生返事でぼーっとしていた父が、生まれ変わったようにハキハキと受け答えするのです。聞き取れない言葉があると必ず訊き返し、自分からも発言するなど、1年前くらいに戻ったかのような変身ぶり。

そして何度も「手術はしない」「ここにいる」「ここで車椅子がいい」「絶対にそのほうが（手術せずにここで様子を見るほうが）いい！」と訴えます。

そこまではっきり言われると、私としても、一度は手術をする方向で固まっていた気持ちが揺らいでしまいます。何度も何度も「ここを動きたくない」と切実な声で訴えるのを聞いているうちに、私もついに「このままのほうがいいか」という気持ちになっていきました。

E施設長にそのことを告げると、

「いいんじゃないの？　私たちも、医療的な問題が把握できていれば、介護のやり方も工夫できるし、気持ちもしっかり持てるから。医者は手術しないと大変なことになるって脅すけれど、手術したって痛いのよ」

と同調してきました。

これはちょっと意外でした。施設側としては、手術しないままここで介護を続けるのは無理だという意見でまとまっているのかと思っていたからです。

手術をしなければ骨はくっつかないままになり、歩くことはできなくなります。しかし、骨折する前も、すでに歩くのは困難な状態でした。E施設長もそれを言います。手術してもしなくても、車椅子生活には変わりないと。

であれば、時間がかかっても、痛みが和らいで落ち着くことを期待して、このまま動かさずにいたほうがいいのではないか……という気持ちに、ここで完全に切り替わってしまいました。

父が妙に上機嫌で、珍しく声を上げて笑っているのを見たことも、決断を変えることにつながりました。

何度も「痛くないの？」「我慢できる痛みなの？」と訊きましたが、父は「今は痛くない」の一点張り。痛くないはずはないのですが、父にとっては痛みよりも病院に連れ込まれることの恐怖のほうがはるかに大きいのだと、改めて分かりました。

E施設長からも「いいんじゃない。それで」と同意してもらえたことで、私の腹も決まりました。

そんなわけで、この日、私はようやくそれまでのストレスがかなり軽減された状態で家に戻ったのでした。

介護スタッフの健康や生活が守られるか

さて、仕切り直しの月曜日。朝いちばんでJ院長のクリニックに電話して、手術は見合わせたいと告げると、事務の人が「すでに提携の総合病院には連絡して、入院と手術のスケジュールを確認してもらっていたところです」と言います。

そこで、昨日の父の様子を説明し「絶対に嫌だと言っているんですよね」と言うと、一瞬、声を上げて笑われてしまいました。普通なら「こちらも忙しい中、相手の病院にも無理を言って準備してもらっているのだから困ります」と怒られそうなものですが、「そうなんですかぁ～」と笑って応対してもらえたことに感動すら覚えました。なんて温かいクリニックなんだ、と。

平謝りに謝って、とりあえず一旦手術の予約はキャンセルにしてもらいました。

その後、念のため、今日、容態が変化していないかどうか施設に電話しました。

E施設長は夜勤明けのため1日完全な休みで、スタッフのPさんが電話に出て、不安そうな声で父の様子を説明してくれました。

こんな状態で動けるはずがないと思ってベッドに寝かせていたら、夜中に背中とお尻だけで動いて、今にも落ちそうになっていたというのです。しかも、何度元に戻しても、また動く。普通ならありえないような行動に出るので、怖くて仕方がない、と。

Pさんの声のトーンからは、明らかに、手術を回避する方向になったことへの不安と苛立ちが読み取れました。

「もし手術をしないなら、このままでは介護できないので、昇降式のベッドをレンタルしてもらってほしい」とも言われ、その旨をケアマネのFさんに電話すると、Fさんも厳しい口調で「本当に手術しなくていいんですか？」と何度も念を押してきます。

このままでは介護するスタッフの負担が半端じゃなくなるし、いつどうなるか分からない。施設スタッフは不安を抱えたまま、ストレスフルな介護を続けることになるだろう、と。

そこでハッと気づいたのです。

これまでは父のことばかり考えていましたが、いちばん心配しなければいけないのは、実際に父を介護してくれている「チーム」の人たちの心や体力的負担ではないか、と。

これは大きな気づきでした。

そこで、さらに悩みながらも、またクリニックに電話して、やはり手術させたいと告げたのです。

二転三転させて怒られて当然なのですが、事務の人もJ院長も本当にやさしく、真摯に接してくれました。

J院長も電話の向こうで「う～ん。難しいところですね」と、今なお悩みきっています。そこまで一緒になって悩んでいたら身も心ももたないんじゃないかと、こちらが心配してしまうほどです。

そんなJ院長に、当初、私はこう説明していました。

「手術をしたことで精神がさらに壊れてしまって死なせた場合と、手術をしないで肉体的に苦しませてしまった場合と、どちらが後悔の度合が大きいかと考えたら、手術をさせて苦しませたほうだと思うんです」

私のその説明を受けて、J院長はうんうん、なるほど、と電話の向こうで頷きながら、一緒に悩んでくださっていました。

しかし、これはよく考えると、自分の気持ちを最優先させていたわけです。自分がいちばん苦しまない方向を探っていたのではないか、と。

その選択をした結果、介護しているスタッフの苦しさが増大することがあってはならないのではないか。介護スタッフは父や私の世代より若い。これからずっと生きていかなければいけない人たちです。その人たちのエネルギーを奪い、心を追い込んでいいわけがない。

そう気づいたことで、再度、気持ちを変えることになったのだとJ院長に告げると、J院長はゆっくりと、

「それでいいんですね？」

と念を押してきました。

「はい。そのように決めます」

「分かりました」

……というわけで、再度、病院へは手術受け入れの依頼をしてもらうことになったのでした。

夕方、Ｅホームに様子を見に行くと、父はちょうど副施設長のＯさんから夕食を食べさせてもらっているところでした。

Ｏさんは施設の中でいちばん明るく、取り繕わない性格で、ポンポンと自虐ギャグを繰り出し、入居者や利用者たちにも言いたいことをバンバン浴びせます。その様子を知らない人が見たら、実の親と娘のように映るでしょう。そんなＯさんの言動が刺激になって、入居者や利用者たちの認知症が悪化しない効果があるようにも見えます。

昨日とはまた様相が変わり、父は両手とお尻だけでベッドの上を動き回り、このままではまた骨折箇所を増やしそうだとのこと。

父は、前々日、私に病院へ連れられていったことも、前日、私が写真や図まで見せてていねいに説明したこともすっかり忘れていて、私の顔を見るなり「骨折のこと聞いた？」なんて言う始末です。これにはさすがにガックリきました。こちらはあれだけ悩み抜いて、父の気持ちに寄り添って解決策を検討しているのに、ここ数日のことをすっかり忘れてしまっているのです。

天井に人が3人見えるとか、福島に帰る電車賃がないとか（福島は父の生まれ故郷ですが、住んでいたのは60年前まで）、滅茶苦茶なことを朝からずっと言っているとのこと。滅茶苦茶でも喋る元気があるのはいいことで、それは救いでしょうか。

そんな父に、スタッフは今日もスプーンでおかゆと煮魚をゆっくり、小一時間もかけて食べさせています。

途切れ途切れの瞬間瞬間を感情のまま生きている父と、それをていねいにケアする周囲の人たち。どちらの健康やストレス軽減を優先させるべきかと改めて突きつけられた気がしました。

さらには、これだけ元気なら、もしかするとこれから先まだまだ長期戦になる可能性もありそうです。それならますます、短期決戦で手術だけはしておいたほうがいいと、最終決定を追認できました。

……と、ここまで読んだかた、特に医療関係者の多くは、「これだから知ったかぶりの素人は困るんだ」と呆れたり、怒ったりするかもしれませんね。

ただ、一つだけ言えるのは、**超高齢者や認知症患者が骨折のような緊急事態に陥ったとき、万能な正解などない**、ということです。

手術する外科医は、患者のそれまでの生活やもともとの性格を知っているわけではありません。退院後、患者がどういう生活になって、どう死んでいったかまで見届けるわけではないのです。そこをずっと見ているのは、家族であり、介護スタッフであり、主治医です。ずっと見ていて、性格や細かな生活ぶりを知っている分、悩む要素も増えます。こうすればどうなるかという想像を働かせなければならないからです。

しかも、認知症老人には家族や医師もだまされてしまいます。ものすごくしっかりしたことをハキハキ受け答えしているかと思うと、翌日はそんなことはすべて忘れて滅茶苦茶なことを言ったり、予測不能なことをしでかしたりする。

かといって、**家族や介護する側が、悩んでもしょうがない、悩み甲斐がないと思ってしまったら、介護の中身も杓子定規になり、介護される側の幸福度は著しく落ちる**でしょう。理不尽なほどの面倒を背負い込む覚悟がないと、質の高い介護はできません。

つまり、**急性期医療と介護とでは、仕事の性質がまったく違う**のです。

その「違うもの」をどうやってバランスよくすり合わせるか。その決定と責任を誰が担うか……これこそが医療と介護の連携問題の肝といえるでしょう。

手術をするなら短期決戦で

手術前に父を総合病院に運ぶまでや、手術前の手続きなども、細かく書いていくとキリがないほどいろいろありました。

Ｅ施設長は夜勤明けで本来なら寝ている時間であるのに病院まで一緒についてきてくださり、担当医に父の介護施設での生活状態などを説明してくれましたが、精神状態のことや退院後のことなどまで話が及ぶと、担当医（20代男性）からははっきりと「私たちは手術をするのが仕事で、それ以上のことまではフォローできません」と言われてしまいました。

これは仕方のないことです。その日も、病院には次から次へと高齢者が救急車で運び込まれてきていました。どこかで線引きしないと、病院の業務は回っていきません。

結局、手術以外のことは、家族が決めて、動くしかないのです。

手術前の検査では、心臓周辺の血管の一部が石灰化していて、肺の下部には水が溜まっているということも分かりました。その画像も見せてもらいましたが、父の身体があちこち限界に来ているのだと改めて覚悟させられました。

麻酔の担当医（20代女性）からは「多分、全身麻酔はできると思います」と説明を受けました。

翌日は朝から手術が終わるまでずっと病院で待機。

父は病院に連れ込まれた昨日からずっとパニック状態で、ここがどこか、どういう状況なのか理解できず、「ここはＥホームなんだろ？」と何度も言っていました。病院に連れてこられたということを認めたくないのでしょう。

しかし食欲はあり、朝から「ランチはまだか」と何度も訴えてきます。

「これからすぐに手術だから、今日は飯抜きなんだよ」

「そうか……分かった。……それで、まだなのか？」

「何が？」

「飯！」

……こんな感じで会話がループします。

手術室に向かう前は、

「このままじゃあ寝たきりになっちゃうから、車椅子に座れるようにしてもらうんだよ。寝てれば終わるんだから楽なもんだよ。え？　怖い？　何言ってるの。寝てるだけじゃん」

などと言って落ち着かせようとしましたが、父は必死で恐怖と戦っているようでした。

それからは誰もいない病棟のデイルームでひたすら待機。

9時に手術室に入って、終わったのはお昼でした。手術そのものは2時間の予定が1時間半で終わったものの、直前になって、全身麻酔をしていいものかどうかで執刀医と麻酔担当医の意見が合わず、手術を始めるまでに時間がかかったとのこと。

結局、全身麻酔は諦めて下半身のみの部分麻酔でやったと説明を受けました。

「寝ていれば終わる」とはならなかったわけです。意識のあるまま、骨にドリルがガ～ッと入っていくのを聞いていた父……どれだけ怖かったことでしょう。

もともと血中酸素濃度がかなり低めで、骨折した部分での出血のために貧血もあるので、昨日も今日も輸血をしているという説明も受けました。最短で明後日の退院は可能だと思うが、明日、明後日の朝に採血して、その結果を見て決めるとのこと。

この状態では、病院に長く入れておくことのストレスのほうが怖いので、なるべく早く退院させたいと、再々度申し入れて帰宅しました。

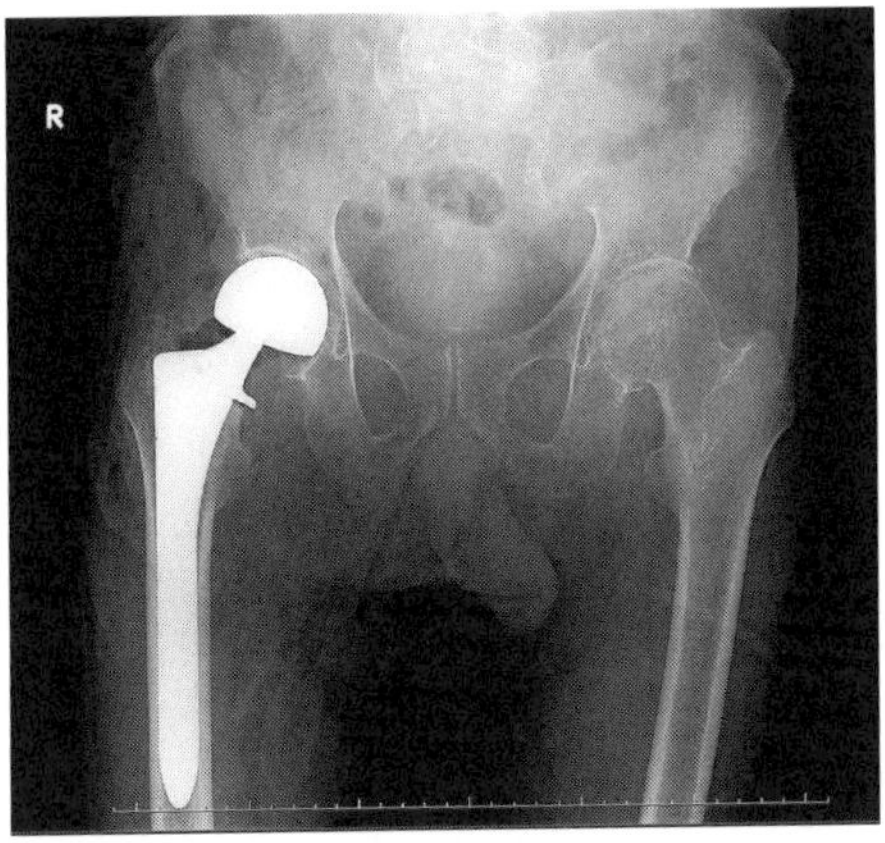

手術後のレントゲン写真。チタン合金の人口骨頭が埋め込まれているのが分かる。

施設ではE施設長以下スタッフも、覚悟を持って待ってくれていました。すでに昇降式ベッドやフルリクライニングができる高級な車椅子も業者が届けてくれて、セッティング済みです。

本当に頭が下がります。ほとんどの施設ではそこまでやってくれないので、入居者が骨折や病態急変となると、病院を転々としながらの終末期になってしまいます。

幸い、父を最短期間で退院させることはできました。

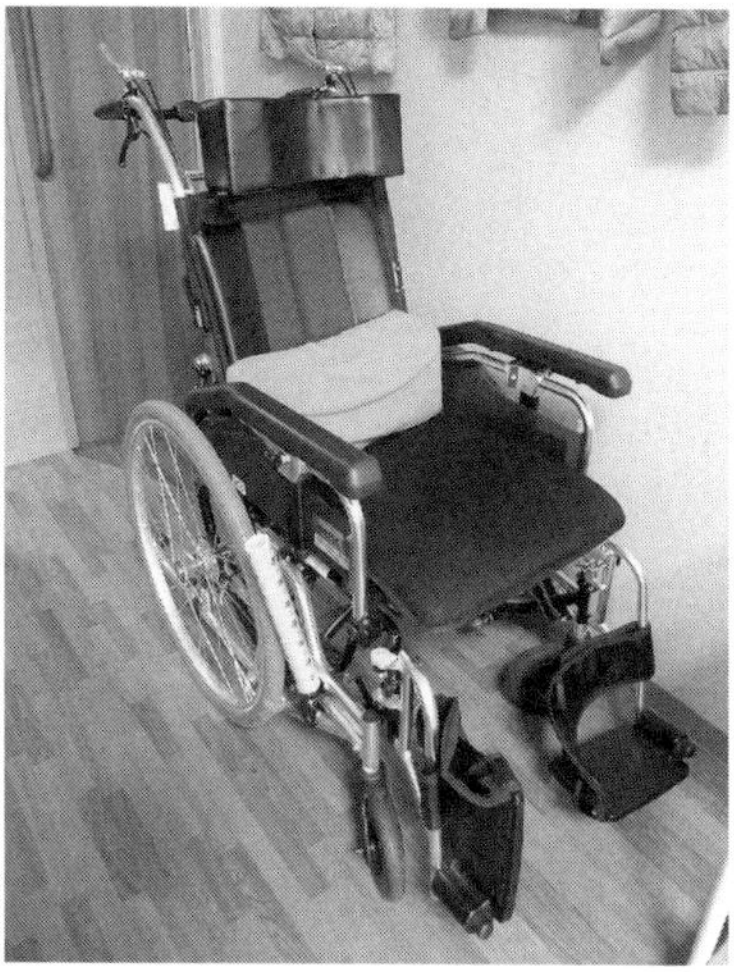

介護用品業者が中古で探してきてくれたリクライニングとチルト機能がついた高機能な車椅子。格安で購入できた。

　Ｅホームの大型ハイエースを借りて迎えに行き、無事ホームに戻ってこられましたが、ほんの3泊4日の入院で、それまでにはなかった臀部の褥《じょく》瘡《そう》と左脚（手術しないほうの脚）臑の皮膚の損傷（包帯が擦れて弱っていた皮膚がこびりついて剝がれたらしい）という2つの外傷が加わっていました。おそらく身体拘束に抗ってベッドの上であがいた結果、作ってしまったのでしょう。

　手術そのものは完璧に成功して、往診に来たJ院長も手術跡を見て「見事ですね～」と感心していました。

　ホームに戻ってからの父は元気で、食欲もあって一安心でしたが、元気になりすぎて夜中にまた暴れるようになり、スタッフを困らせていました。

　手術をしたことも記憶が定かではないようで、手術のときのことを訊くと、手術をしたのは自分ではなく私だと言ったり、手術はしたが、執刀医は私だったと言ったりで、滅茶苦茶な話になります。病院とＥホームの場所認識もできておらず、移動したことも完全に記憶から消えていました。

あれだけ悩まされ、苦労させられた私としては、本当に拍子抜けです。

医療にかかるコスト

父の手術での体験から、改めて高齢者医療の現状を考えさせられました。

レントゲン診断のために連れていった整形外科病院でも、手術をしてもらった総合病院でも、待合室は高齢者であふれかえっていました。総合病院には次から次へと救急車がやってきて、ストレッチャーに横たえられた高齢者を救急処置室に運び込んでいました。

手術をした総合病院のWEBサイトを見ると、整形外科の手術実績は年間約1000件。土日祝日年末年始は休みなので、1日4件くらいの手術をしていることになります。午前に2件、午後に2件というペースで手術をするチームを組んでいて、それ以外に外来を受け付けて診療でしょうか。大変な仕事量です。

3泊4日の手術入院にかかった費用は104万4620円でした。

もちろん、後期高齢者医療制度で1割負担になり、負担限度額（年収156万〜約370万円の70歳以上は月額上限が5万7600円＝当時）があるので、実質負担は入院に関わる雑費自己負担分などを加えても10万円まではいきませんでしたが、それでもうちのような貧しい家計にはきつい臨時出費です。

90歳の認知症老人に大腿骨骨頭置換術を施し、手術の翌々日には退院させることや、その数日間の費用が軽く100万円を超えることに驚く人も多いでしょうが、どちらもやむをえないことです。

ネットで「人工骨頭置換術　費用」で調べてみたら、入院・手術にかかる総費用は、初回・片側の手術で入院期間が2〜3週間の場合、約200万〜250万円と出ていました。

人工骨頭というパーツそのものが標準で合計61万1700円（2019年1月時点・「人工関節の広場」WEBサイト）だそうで、今回の104万4620円というのは異例の安さのようです。入院日数が短かったからでしょうが、手術前検査やら輸血やらなにやらが加わっての金額ですから、高いどころか「最低価格」といえます。

手術代100万円超を「高い」と感じるのは、国民皆保険のこの国で生活している私たちの感覚が、若干麻痺しているからでしょう。こうした金額が国の社会福祉関連財政にかかっているわけで、この国はいつまでもちこたえられるのだろうと思わざるをえません。

今80代、90代の世代は、人類史上稀に見る手厚い介護、医療福祉を受けている人たちといえます。その子である50〜60代の世代が親の歳になる20〜25年後には、とてもこのレベルの福祉を受けられるとは思えません。さらにその下の世代ともなれば……。

その厳しい現実を、医療や介護の現場で働いている若い人たちは、日々実感しています。

それでも、彼らは医療、介護のプロフェッショナルであると自負し、目の前の高齢者の命を保つ仕事に真剣に向き合っています。

２０２０年、新型コロナウイルス感染症の世界的大流行により、日本でも医療の崩壊ということが大きく問題にされました。しかし、そうした事態が起きる前から、日本の医療現場は日々増えていく高齢者への医療に追われ、いっぱいいっぱいだったのです。

そんな中でも、Ｅホームのスタッフ、ケアマネのＦさん、主治医のＪ院長とＫ医師、訪問看護師さんたち、介護用品業者のスタッフらの資質とチームワークは素晴らしく、父は本当に幸せな環境にいたと、改めて思わされます。

7　施設で看取るために必要な覚悟

毎晩「狼男化」する地獄

手術から生還してホームに戻ってきた父は、骨折に懲りておとなしくなるかと思いきや、逆に、前にも増して譫妄《せんもう》と問題行動がエスカレートしていきました。

夜中にベッドから這い出して床の上に寝ていたり（おかげで作らなくていい痣や傷ができる）、大声で歌を歌ったり、壁をドンドン叩いて喚いたり、果てはベッドから手を伸ばして丸椅子を投げつけたりする始末。手術後の傷の治りは完璧で、何かの拍子に立ちあがったりするらしいので、そのまままた倒れて骨折されるのが怖い。

おかげでホームのスタッフは毎晩恐怖の夜勤を強いられることになりました。

「とにかく寝ないんですよ。ひどいときは3日くらいずっと起きているんです」（スタッフのPさん）

寝ないので頬が痩《こ》けてきたのが見て取れます。それでいて食事だけは完食するというのですから、なんと言っていいのやら。こんな人はホームの歴史始まって以来だと、百戦錬磨のE施設長も途方に暮れます。私もいたたまれなくなり、ホームに出向くのが辛くなっていきました。

昼間はごく普通なのに夜になると豹変するというのは、父に限ったことではなく、よくある事例です。私の周囲からも、「うちもそうだった」「まさにそれ！」といった声がたくさん寄せられました。

認知症老人たちを見ていると、一日中夢の世界に住んでいるようなものなのだと思うようになりました。

私たちは、夢を見ているとき、不条理に満ちた世界を経験しながら、それをあまり不思議だとも思いません。認知症老人にとっての日常世界は、夢の中の世界に近いのではないでしょうか。

例えば、認知症老人が言う「家に帰る」は、今まで住んでいた自分の家ではなく、自分が生まれ育った昔の家に帰ると言っていることが多いようです。

父が言う「家に帰る」も、よく聞くと、何十年も住んでいた自分の家ではなく、子供のときに住んでいた家（とっくの昔にない）のことでした。しかも、その家の様子が、語るたびに少しずつ違います。それを聞いていて、ああ、これは夢の世界のことなんだなと確信するようになりました。

私には、夢の中でだけ認識している地図というのがあります。夢を見ているときはその場所を知っているのですが、目が醒めてみるとそんな場所はこの世に存在していない。で、すぐにその夢のことは忘れて、現実世界での一日が始まりますが、眠りに就くと、また夢の中で似たような場所にいるのです。しかも、その「夢の中の地図」は毎回少しずつ違っていて、歳を取るごとに整合性が大きく崩れていきます。

これは私だけのことかもしれませんが、認知症老人が生きている世界というのは、きっとこんな世界なのだろうと思います。だから昼と夜の区別もどんどん曖昧になり、時系列の認識が滅茶苦茶になり、最後は家族も認識できなくなるのでしょう。

そんなことを思いながらテレビを見ていると、私よりずっと年下の岸本加世子さん（まだ50代）が、「案外気にならないね」なんて言いながら大人用オムツのCMをやっていて、これまたショックを受けたりします。

オムツをしなければいけない日が来るというだけなら、身体のことだからまだ諦めがつくかもしれませんが、脳が、ただボケて弱ってくるだけでなく、完全に「壊れる」日が来るかもしれないと思うと、本当に怖くなります。

肉体は動いていても、自分が自分でなくなっていくというのは、ゾンビ映画の恐怖に通じるものがあります。

介護のチームワーク

父の「毎晩狼男症状」にどう対応するか。

訪問医のＪ院長と看護師、訪問看護師、ケアマネのＦさん、Ｅ施設長、それに介護用品業者の担当者までが集まって、これから先、父の介護をどうやっていくかという会議が開かれました。

この手の会議はこれが初めてではないのですが、今回はかなり大がかりでした。当人（父）がいる場で全員が話し合うというポリシーで、父のベッドの周りを大人７人がぐるりと囲む形で会議が始まりました。（その様子がまるで「涅槃図《ねはんず》」のようだと思いましたが、口には出しませんでした）

議題の一つは、夜中にベッドからズリズリと這い出して床の上に落ちて寝転がってしまったり、大声で歌を歌い始めたり、壁をドンドン叩き始める父をどうするか、でした。

訪問看護師「事務所でもみんなから意見が出たんですが、最初から床の上に寝かせたほうがいいんじゃないか、と」

施設長「それはもちろん考えたんですけど、それだと夜間、女性スタッフ一人だけでは対応ができなくなるんですよ。腰痛持ちのスタッフもいるから、動かせない」

介護用品業者の人「いっそ、ベッドの柵を４つにして完全に囲ってしまえば……」

施設長「それは怖すぎます。このかたの場合、絶対にそれを乗り越えようとしますから、落下する地点を上げるだけになってしまう。今度骨折されたらどうしようもない」
J院長「落ちたときのショックを和らげるように、下にクッション性のあるカーペットを敷くとか」
……といった議論が続きました。
介護用品業者の人「ベッドの柵を3ヵ所にして、1ヵ所だけ開けておけばそこから這い出すでしょうから、その下にマットレスを敷いておいたらどうですかね。一種の誘い出しトラップみたいなものですけど」

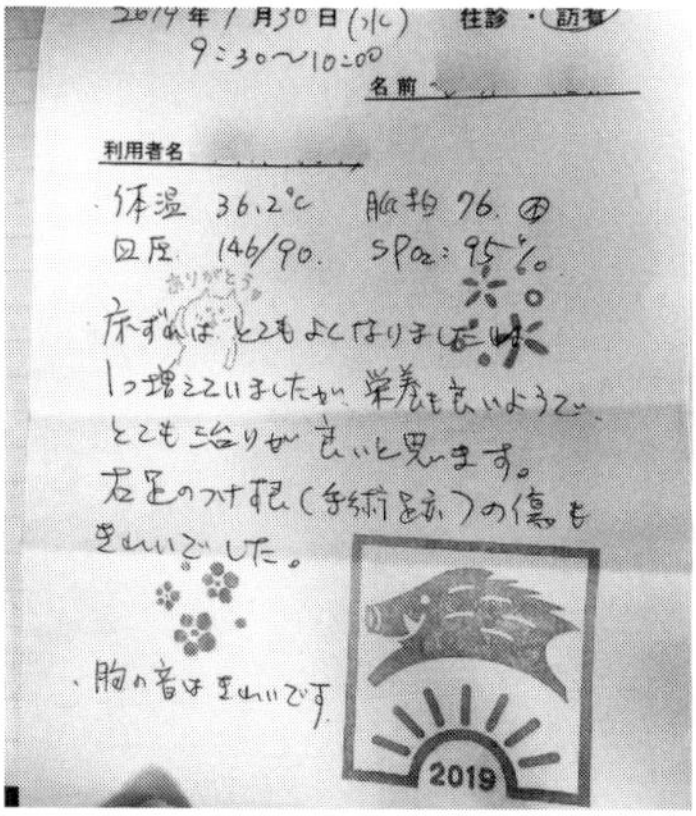

訪問看護師さんの伝達メモ

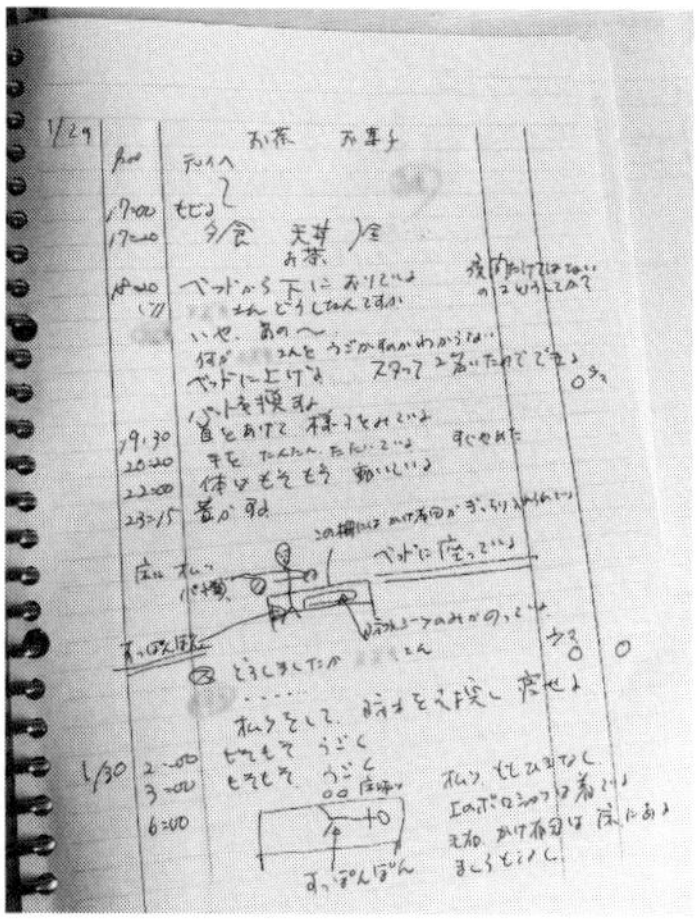
ホームの介護スタッフが入居者ごとに毎日細かくつけている介護記録ノート。単なる作業記録ではなく、会話の内容まで詳細に記されている。

私「敢えて反対側の柵のほうから乗り越えようとしないですかね？」

施設長「それはない。絶対にない。本能的に、開いているところから出ようとするはず」

……ということで、この案（奇策？）が採用されました。

今使っている電動の昇降式介護ベッドレンタルの他に、柵1本追加のオプション貸し出し。マットレスは無料で貸し出せるようなのを探します、とのこと。

提案した介護用品業者の人は40歳前後くらいの男性ですが、そこまでつき合ってくれて本当に感謝です。

他にも、夜中に着ているものを全部脱いでしまうのはどうするか、大声を出したり壁を叩いたりするのは……などなど、いくつかの議題を話し合いました。

私からは、精神安定剤も効かないのであれば、今まで一度ものんだことがないメマリー（抗認知症薬だが、アリセプトとは別系統で、興奮を抑える作用があるともいわれている）を試してみる価値はないかとJ院長に提案し、「期待はできないけど、一度やってみますか」ということに。

ベッドの周りでみんながそんな風に会議しているのを、父は静かに見守っていました。

この場面だけ見たら、誰も夜の変貌ぶりは想像がつかないでしょう。

90歳なのに肉体の回復力は素晴らしく、すでに手術跡はきれいに治っていて、脚も動かせる。皮肉なことに、もともと硬くて関節がちゃんと曲がらなかった左脚よりも、人工骨頭を入れた右脚のほうが動きがよくなっているとのこと。身体が回復したことによりまた骨折しそうだということで、みんな知恵を出し合っているわけです。

他の施設や病院なら、ベッドに縛り付けられておしまいでしょう。そうしないで、いかにこの環境の中で気持ちよく過ごしてもらうことができるかを、立場の違う専門家が何人も集まって知恵を絞っているのです。なんと贅沢なことでしょうか。ここに集まっている人たちに、いくら感謝してもしきれない気持ちでした。

その2日後、父の要介護認定が見直され、要介護3から5に決まったと告げられました。

心残りのない見送り

その後、父の身体は確実に弱っていきました。

話しかけてもほとんど返事をせず、たまに口を動かしても何を言っているのかさっぱり分かりません。

空を飛ぶ、「向こうに行く」、知らない人の名前（どうも陸軍士官学校時代の友達のことらしい）などを断片的に口にして、24時間絶えず動こうとしています。

最後の最後まで、必死に何かと戦おうとしている父を見ているのは辛かったです。

「楽にして」「何も怖くないから」「す〜〜っと寝ようね」などと声をかけるのですが、もはや私の言葉は耳に入らず、一方的に意味不明のことを言い続け、時折、大きな声を出して不快感を訴えるだけ。

相変わらず寝ません。眠るのが怖いのでしょう。「寝ます」と言って目を閉じても、すぐに起きて動き出す。薬も効かない。医師は「今、これ以上強い薬を出すのは怖くてできません」というし、なす術なし。

本当にどうすればいいのか、施設スタッフも疲労困憊していました。

最後に父とコミュニケーションらしいことができたのは、2019年の3月9日でした。

EWI（吹奏楽器型のシンセサイザー）とウクレレを持って施設に行き、ジャズが好きだと言っていた父の前で、『MISTY』『枯葉』そして『上を向いて歩こう』などを即興で演奏しました。

父は何も言いませんでしたが、演奏が終わった後、拍手の代わりにそっと両手を合わせるような仕草をしました。

隣にいた副施設長のOさんからは「拝むんじゃなくて拍手でしょ」と言われていましたが、今思えば、あれは精一杯の感謝の意思表示だったのでしょう。

翌々日の3月11日朝、E施設長から電話。

「訪問看護師さんを呼びました。お父様、肩で息をしているので……」

「分かりました。今から行きます」

父の様子を見るたびに覚悟はしていましたが、この時点では、今までのこともあって、まだまだこれから先があるのでは、という気もしていました。少なくとも今日ということはないだろう、と。

ホームに着いて、父の部屋を覗くと、短い間隔で喘鳴をしていました。想像していたより切迫していると身構えましたが、それでもまだ、この状態が数日続くのではないかという気もしました。

そこに看護師さんが到着。体温、呼吸数、心音、肺の音、血圧などを測った後、「そろそろ最後だと思います。こういう状態でも耳は聞こえていることが多いということです」と言いました。

「死ぬときはよしみつの曲を聴きながら死にたい」と言っていたことを思い出し、部屋にあったラジカセで私のCDをかけて枕元に置きました。

その後、隣の部屋で、看護師さん、施設長と3人で、「このまま見守る」ことを最終確認。J院長に連絡。

その直後、父は息を引き取りました。

息を引き取った瞬間、部屋には『Orca's Song』という歌が流れていました。

『Orca's Song』は私が30年近く前に書いた曲で、Set me free.（私を自由にしてくれ）という歌い出しで始まる曲です。

水族館のプールに閉じ込められて一生を終えるシャチ（オルカ）が、こんな小さな世界ではなく、ジャンプしたときに一瞬見えるあの海や、その上に広がる空のような広い世界に出ていきたい……と心の中で叫ぶという内容の歌。

歌の中のオルカの「Let me go（もう別の世界へ行かせてくれ）」という叫びが、父の最後の言葉のように思えて、ドキッとしました。

父は生前、「次に生まれるときは鳥になって空を飛びたい」と言っていました。そんな父が、ようやくこのせせこましい世界から解放され、別の世界へと飛び立ったのか……と。

なんという見事な旅立ち方でしょう。

Set me free（私を自由にしてくれ）と歌う曲を最後に聴きながら旅立つ。しかも今日は3月11日――日本中が祈りを捧げる日。

お洒落で几帳面な父らしいと、しばらくは何も言えずに立ちつくしていました。

ちょうどお昼前だったので、ホームの他のスタッフは食事の準備などでいつも通り仕事をしています。他の入居者も何も気づかず、テレビを見たり居眠りしたりしています。

本当にいつも通りの風景なのが不思議でもあり、見事でもあると思ったものです。

これが介護施設の日常なのだ、と。

……ともあれ、父を病院送りにせず、Eホームで看取れたことは本当に幸運で、贅沢なことでした。

私と父にとっては幸せでしたが、それにつき合い、ずっと支えてくださった「チーム」のみなさんの苦労は本当に大変なものでした。

病院で苦しみながら死なせたくない。その思いを貫くことの大変さがよく分かりました。

終末期近くに肺炎を起こした場合

高齢者が遭遇する緊急事態として大腿骨骨折は非常に多い事例ですが、内科領域では肺炎を引き起こすというケースが最も多いでしょう。

2020年、新型コロナウイルス感染症の世界的パンデミックが起きたとき、ウイルスに感染しても無症状や軽症のまま終わる人が多い一方で、高齢者や基礎疾患がある人が急激に重症化して亡くなる事例が多いことが知れ渡りました。

新型コロナウイルスによる肺炎に限らず、高齢者は免疫機能が低下しているため、様々な肺炎を起こしやすく、発症すると命取りになります。

肺炎症状を起こした場合、一般的には病院でレントゲンやCTを撮り、血液検査などで肺炎の原因や重症度を診断します。

高齢者の場合、誤嚥性肺炎がいちばん多い症例です。

誤嚥性肺炎が引き金となって一気に終末期に突入するというのは、義母の看取りで経験しました。

義母も、父の終の棲家となったEホームにお世話になっていましたが、Eホームは2019年の11月に経営破綻、閉所を宣言し、年明けの1月末に、NPOとしておよそ四半世紀にわたる歴史を閉じました。

Eホームに、閉所する1月31日まで残っていたのが義母です。最後の数週間は義母一人のためにEホームの全スタッフが介護にあたってくれていました。

その頃、義母はすでに全身の機能が著しく落ちていて、すでに終末期に入っているといってもいい状態だったのですが、転入先がなかなか決まらず、私たちは特養、老健、サ高住と、転入先候補を次々に訪れては施設長や相談員さんらと面談を続ける日々を送っていました。

幸い、Eホームの閉所ギリギリの1月31日に、近くの特養「Q苑」に滑り込みで転入することができたのですが、それも多くの人たちに助けられたおかげでした。

しかし、ほっとしたのもつかの間、入所がかなってひと月半が経った3月、特養の専属看護師さんからの電話で、義母が誤嚥性肺炎の疑いで、併設の病院で診察を受けたと知らされます。

父の死から1年。今度は義母の終末期において、父のときとはまた少し違う形の難しい判断を経験させられることとなったのです。

誤嚥性肺炎の「誤嚥」は「誤って呑み込む（嚥下）」という意味なので、食事のときに食べ物が気管に入ってしまうイメージがありますが、実際には飲食以外でも、就寝時などに唾液や胃液が少しずつ気管から肺に流れ込み、そこに細菌が混じっていて肺炎を起こすというケースもあります。この場合は、むせたり咳き込むことも少ないので、症状がかなり進行してから気がつくことが多いのです。

治療は、原因となっている細菌を抑え込むための抗生剤投与（点滴）から始まり、呼吸機能が落ちている場合は酸素吸入を施します。

肺炎の診断・治療は、施設にいる状態では行えませんので、一旦は病院に連れていくことになりますが、その後、そのまま入院となるのか、施設に戻して最小限の治療を続けられるのかは、極めて大きな違いです。

ほとんどの場合はそのまま入院となるでしょうが、病院は治療をする場所であり、介護施設ではありません。看護師さんたちは常に忙しく立ち回っており、介護施設にいたときのような介護を望むのは無理です。

しかし、介護施設に常駐の看護師さんがいれば、点滴と酸素吸入はしてもらえるかもしれません。その体制がある施設であれば、**入院はさせず、施設に戻すという選択**が可能です。

この選択ができるかどうかは、極めて大きな違いです。

ここで「酸素吸入」と「人工呼吸器装着」の違いについて、一応説明を加えておきます。

一般にいう酸素吸入とは、酸素ボンベから供給する酸素を鼻から吸い込むだけの処置です。病院などでもよく目にするので説明は不要でしょう。

一方、人工呼吸器は、ただ酸素を吸うだけでなく、強制的に肺に圧力をかけて二酸化炭素を排出させる補助もします。顔にピッタリとマスクを装着させる方法と気管を切開してパイプをつなぐ方法があります。

人工呼吸器とは違って、ただの酸素吸入はボンベを運べば病院外でもできるので、家の中や移動中にも行えます。家で酸素吸入を行うことを「在宅酸素療法」といいます。

口からものが入らなくなったときの選択

肺炎、特に誤嚥性肺炎の治療では、一旦飲食を禁止して治療を行うことが多いため、点滴のみで水分とわずかばかりの栄養を補給する状態になります。

そのまま回復して食べられる状態に戻ればいいのですが、そもそも誤嚥するくらい嚥下機能が弱っている高齢者は、再びものを食べたり飲んだりすることができなくなることを覚悟しなければなりません。

となると、点滴だけではどんどん弱っていくだけですから、中心静脈栄養や経管栄養などに移行するかどうかという決断を迫られ、家族としては悩むことになります。

ここで、点滴（末梢輸液）・中心静脈栄養・経管栄養の違いをしっかり知っておく必要があります。

点滴：手や足の抹消血管（静脈）から行う低カロリーの輸液。標準的な500ミリリットルの補給液で約100キロカロリーの栄養価。これで入れられる量は1日2本（1リットル）が限度。水分補給にはなるが、栄養補給としてはまったく足りない。

中心静脈栄養：心臓の近くの血管までカテーテルを入れ、高カロリーの輸液を行う。各種手術の際の一時的手段としては有効だが、終末期の高齢者に継続的に行うのは無理。

経管栄養：胃や腸に直接チューブをつなげる穴をあけて栄養剤を注入する。いわゆる「胃瘻」「腸瘻《ちょうろう》」。

義母は元気だったときに「日本尊厳死協会」の会員になっているくらいで、終末期の延命は絶対に拒否するという意志を持っていました。義母が自ら意思表示がしっかりできなくなってからも、私は妻と話し合い、中心静脈栄養や経管栄養はしないことははっきり決めていました。しかし、一般の点滴まで拒否するのかというのは、正直、その場面に直面するまでは深く考えていませんでした。

誤嚥性肺炎の疑いで併設病院の診察を受けたという知らせを受け、私たちが施設に行くと、義母は酸素吸入器をつけた状態でQ苑の自室に戻っていました。

併設の病院でCTを撮ったところ、肺気腫《はいきしゅ》の症状が見つかり、酸素を取り込む肺胞《はいほう》がかなり壊れてしまっていて、回復は望めないとのこと。とりあえず抗生剤を点滴して経過観察となりましたが、後日、血液検査の結果も出て、肺真菌症《はいしんきんしょう》（真菌＝カビによる肺炎）と診断されました。

その診断が下る前からすでに血中酸素濃度も低くなっていたので、おそらく相当前から少しずつ進行していたのだろうとのことでした。

義母はEホームにいたときから徐々にものをうまく呑み込むことができなくなり、意思表示も困難なほど弱ってきていたので、私たちはすでに義母の終末期が近いことは覚悟していました。

ですから、私たちは義母をQ苑に入所させる際にも、しつこいくらい「延命措置はしない」「極力入院はさせたくない」「この施設内で穏やかに最後を迎えてもらうことが望みである」という意向を施設側に伝えていました。しかし、その入所前面談のときも、専属の看護師さんからは「酸素や点滴はどうしますか」と訊かれ、一瞬答えに戸惑ったものです。

「栄養点滴はしないでほしい」「とにかく最後は苦しむことを極力減らす方向で対応してほしい」と答えたのですが、正直なところ、そのときはまだ、酸素吸入や点滴のリアルなイメージが摑みきれていませんでした。

結局、義母は入院はせず、特養の部屋で酸素吸入と1日1本（500ミリリットル）の点滴だけの介護生活になりました。水分補給だけはしたほうがいいだろうという病院長の判断に従った形です。

看護師さんも「喉が渇いたような仕草をするので、水分補給のための点滴はしてあげたい」と言いますし、妻も私も、それを拒否するまでの確信は持てませんでした。

終末期の点滴は、身体が水分を吸収できなくなっているのでかえって苦しませるだけだという意見の医師もいます。しかし、中心静脈栄養や経管栄養はともかく、1日1本の点滴というレベルだと、続けるべきかやめるべきか、素人には判断がつきません。

少しでも苦しみの緩和になるなら続けたいし、苦しみや痛みを伴う時間を延ばしているだけならやめるべきですが、本人に気分を訊けない以上、どうにも分かりません。

また、ちょうどその時期は、あちこちの病院、介護施設で新型コロナウイルス感染症の集団感染が発生しており、Q苑も感染防止のため完全面会禁止措置に入っていて、義母の様子を直接は見られない状況でした。

それでも相談員・Rさんや看護師・Sさんの計らいで、義母を併設の病院（特養Q苑のすぐ隣）に車椅子で運んで診察を受けるときに同行し、病院長に直接会って説明を受けることができました。

病院長は淡々と、病状と今後の予測や対応について説明してくださいました。

今よりよくなる可能性が少しでもある以上、点滴はしたほうがいいでしょう。ただ、一時的によくなったとしても、食べられるほどまで回復するわけではないだろうし、ここまで肺胞が壊れてしまっている以上、必ずまた悪化するでしょう。多くのことは望めないと理解してください、と。

いくら考えても悩んでも、確信を持てる答えが見えないのであれば、あとはもう、施設スタッフや病院長にお任せするしかありません。

Q苑は、全面的に信頼できると思える施設でした。私たちは、Q苑のスタッフにすべてを委ねることにしました。

苦しませないことを第一に

義母が点滴と酸素吸入になった段階で、私はあと数日であろうと覚悟していました。

点滴500ミリリットルの補給液の栄養価は約100キロカロリーですから、1日100キロカロリーの水分だけで、ここまで弱っている義母が何日も生きられるわけはない、と。

しかし、1週間経っても、2週間経っても施設から連絡はありません。本来なら毎日面会に行くところですが、コロナのせいで入館禁止なので、それができません。施設スタッフも医療スタッフも、平時より何倍も大変な仕事量になっており、頻繁に様子を訊くのもはばかられました。

それでも受け付け窓口まで行くと、すぐにT施設長やR相談員、ケアマネのUさんらが来て、詳しく様子を教えてくれました。

私が「点滴だけでこれほど生きていられるものなのですか。今まで、点滴だけになって最長どのくらいもったケースがありますか」と訊くと、T施設長は「3ヵ月というのがいちばん長かったでしょうか」と答えてくれました。

3ヵ月！　全身の機能が落ちている終末期の老人が点滴だけで3ヵ月ももちこたえてしまうことがあるという話に驚きました。

私はさらに看護師のSさんに、褥瘡はできていないか、水ぶくれしていないか、苦しそうではないかと確認しましたが、Sさんは自信を持って「大丈夫です。お尻もきれいです。口の中もちゃんときれいにしています」と答えてくれました。その様子から、スタッフの仕事への誇りが伝わってきて、涙が出る思いでした。

言葉を発することはできなくても、目で最小限の意思表示はしているし、かすかに「ありがとう」と言っているようなときもあるとのこと。また、静かすぎる部屋で一人にするのは忍びないので、毎日、私のＣＤをかけていて、義母もそれを穏やかに聴いている様子だとも。

毎日同じＣＤではさすがに飽きると思い、私も急遽、心が落ち着きそうな曲調の歌などを入れた特製ＣＤを作って届けたりもしました。

義母が亡くなったのは、点滴と酸素吸入だけになってからおよそ１ヵ月後のことでした。

それまでの数日間、とても穏やかな表情で過ごしていたので、スタッフがその様子をビデオに録って私たちに見せようとしていた矢先に急変し、すっと息を引き取ったのでした。

妻が駆けつけたときは医師による死亡確認が終わった直後で、部屋には偶然にも、父のときと同じように『Orca's Song』が流れていたそうです。

コロナのせいで面会禁止期間中でしたが、「看取り時の例外」ということで、体温チェック、手指消毒、マスク着用の上で部屋に入れてもらいました。後から駆けつけた私も、ごく短時間でしたが、義母の死に顔を見ることはできました。

あちこちの医療施設、介護施設で新型コロナウイルス感染症の集団感染が起きていた時期でしたから仕方ありません。そんな中でも、最後まで心のこもった介護をしてくださったスタッフには、本当に感謝しています。

「ここ数日は本当に穏やかでした。最後まで褥瘡は作りませんでした。水ぶくれもしていません。静かな最後でした」と説明を受け、全面的に信頼できる施設に巡り会えた幸運を改めてかみしめました。

翌日、父のときと同じ、静かな山の中にある葬儀場で火葬となりました。火葬を待つ間、外に出ると、しだれ桜が散り始めていて、山は新緑が芽吹き、鶯が鳴いていました。

緊急事態宣言下、首都圏から他県への移動は自粛ということで、神奈川県在住の義妹は来ることができず、妻と私の2人だけでの見送りでしたが、父のとき同様、私自身は心残りはありませんでした。これ以上ないほどの見送り方ができたと確信が持てたからです。

そうした施設に入れた義母は、本当に幸運だったと思います。

病院で死なせないためには

ここで、親を病院で死なせず、施設で看取るための基本条件をおさらいしておきましょう。

まず必要なのは、死亡診断書を書いてくれる医師です。

特養では契約している訪問診療医や専属の医師がいるので問題ないでしょうが、民間のホーム、特に小規模施設では確認しておく必要があります。

施設が契約して定期診察をしてくれている医師がいても、その医師が終末期医療についてどんな考え、覚悟を持っているかは、きちんと確認しておかないといけません。

その医師が「このままではダメです。救急車を呼びます」と主張するかもしれません。医師からそう言われたら、それをはね返すのは相当難しくなります。

大きな施設では、定期診察している医師と介護者家族が顔をまったく合わせないことは普通のことです。どんな医師が親の診察をしているのか分からないというのは、かなり怖いことだと私は感じます。

主治医と直接会うことができない場合でも、担当する看護師やケアマネ、相談員などに、終末期の医療は極力行わない、病院に運んでほしくないという意思をはっきり伝えて、主治医にもその意向を伝えておいてもらうことが重要です。

人は死の直前、死前喘鳴《しぜんぜんめい》と呼ばれる荒い息をすることがありますが、見守っている人には苦しくて仕方のない状態に見えます。ただ、この喘鳴は見ている側が感じるほど本人は苦しいわけではなく、むしろ夢心地に近い「気持ちのよい状態」だという説もあります。

もちろん本当のところはよく分かりません。しかし、この状態になった後に、あれやこれやと医療処置を加えることは、旅立とうとする人の尊厳を損ねる行為ではないかと私は思います。

とにかく気持ちを落ち着かせて、静かに見送るようにしたいものです。

死亡診断書と死体検案書

息を引き取ったのを見届けた後は、医師に死亡診断書を書いてもらうことが必要になります。死亡診断書がないと、葬儀社の手配や役所への届け出など、そこから先のことが何もできません。

亡くなる前24時間以内に医師が診察をしていれば、その医師は死後の診察なしでも死亡診断書を書くことができます。それ以外は、あくまでも息を引き取った場所に医師が出向いて書くことになりますから、**主治医がいても、死亡した場所に出向いてくれなければ死亡診断書を書いてもらえません。**

また、死亡した場所に医師が出向いてくれても、その医師が死亡した人をそれまでに診療継続中でなければ、やはり死亡診断書は書けません。

施設の契約医が複数いて、分担、連携して診察していたけれど、たまたま駆けつけた医師がそれまで診察したことがない医師だった場合などは微妙なケースになります。通例では「複数医師診療体制」の場合は、診察したことのない患者であっても死亡診断書を書い

死亡診断書と死体検案書の使い分け

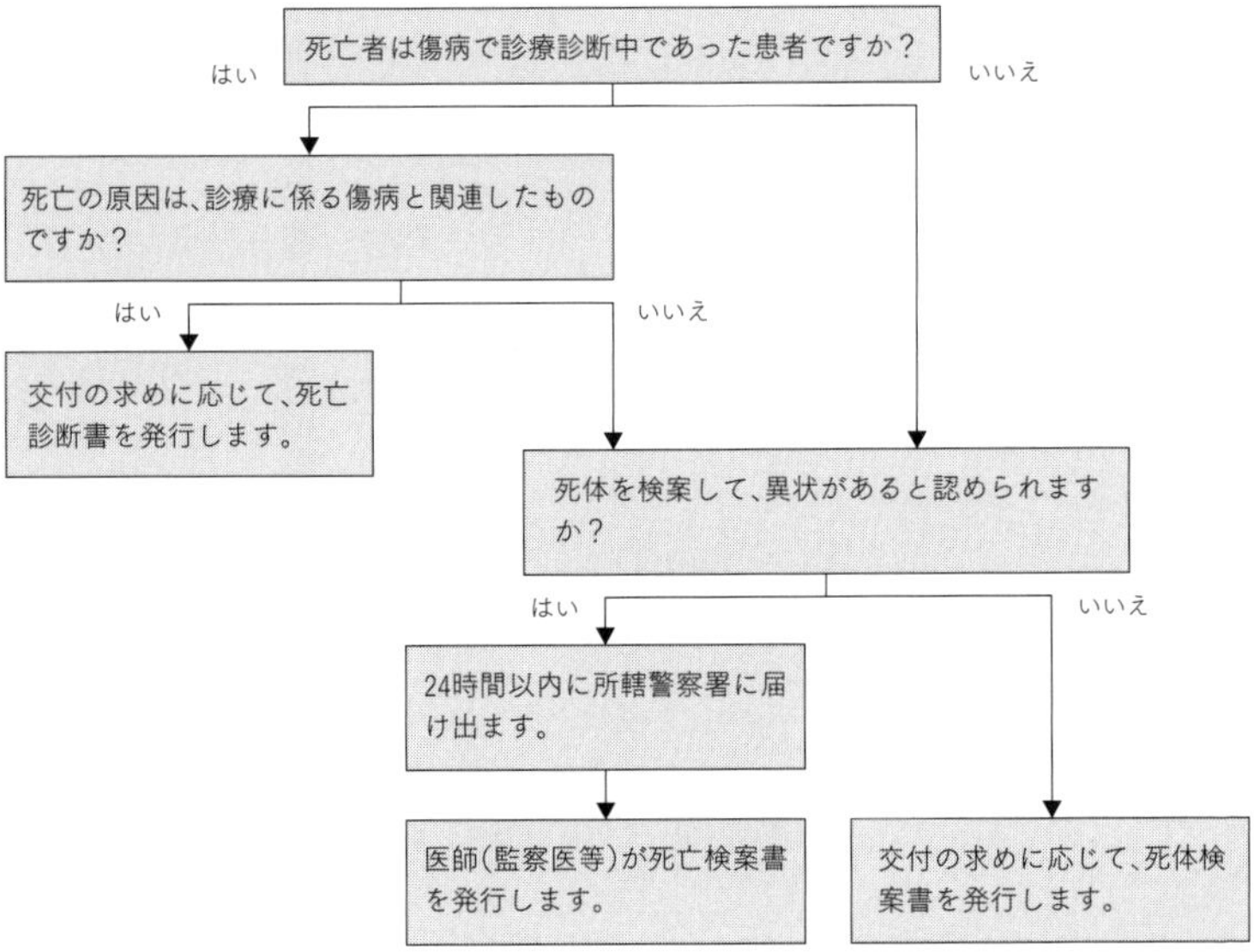
死亡者は傷病で診療診断中であった患者ですか？
はい
いいえ
死亡の原因は、診療に係る傷病と関連したものですか？
はい
いいえ
交付の求めに応じて、死亡診断書を発行します。
死体を検案して、異状があると認められますか？
はい
いいえ
24時間以内に所轄警察署に届け出ます。
医師（監察医等）が死亡検案書を発行します。
交付の求めに応じて、死体検案書を発行します。

てもかまわないとされているようです。病院で夜間に亡くなった場合、宿直医がその患者の診察をしたことがない医師だったということはいくらでもありえるので、それと同じことだという解釈のようです（「実践在宅看取り　死亡診断書マニュアル」勇美記念財団　在宅医療を推進するための会編　図も）。

ただし、それ以外で、診療継続中の患者以外の者が死亡した場合、および診療継続中の患者であっても診療に係る傷病と関連しない原因により死亡した場合には、医師は死亡診断書ではなく「死体検案書」というものを書くことになります（図参照）。

死亡診断書を書いてくれる医師が

いないまま病院外で息を引き取った場合、警察がやってくることになります。この現場も私は実際に近所の例で居合わせて見ています。

救急車を呼んでも、死亡が確認された時点で救急隊は引き揚げ、そこから先は警察に引き渡されます。警察がやってきて、警官が遺体を警察車輌に乗せて運び、検死をしてから遺体が戻されます。その間、家族や死亡の現場にいた者は全員事情聴取され、事件性の有無を確かめられます。

施設に入っていた親に死期が近づいたとき、最後くらいは自宅で……と、親を家に連れ戻す人がいますが、その場合は家で看取った後、家まで来て死亡診断書を書いてくれる医師がいないと、とても面倒なことになります。静かに見送ろうと集まった親族全員が警察に事情聴取されて、静かな看取りどころではなくなるというような事態もありえるのです。

死亡診断書には「死亡の原因」（死因）を書く欄があります。

この死因について、医師から「死因は老衰でいいですか？」などと訊かれることがあります。私も、父の死のときはそう訊かれました。

医師が家族に死因を「老衰」でいいかと訊ねるというのも変な話かもしれませんが、「老衰」の明確な定義が難しいから、ということもあります。

死因を「老衰」としていいのは、高齢者で、他に明らかな死亡の原因がない場合とされています。しかし、高齢者が亡くなるときは、当然、臓器は機能不全を起こしているでしょうし、腹水が溜まっているなど、様々なダメージを抱えています。同じように死んでも、病院に運び込まれた場合は「多臓器不全」「心不全」「誤嚥性肺炎」などと書かれていたかもしれないケースが、施設や自宅で死んだ場合は「老衰」と書かれる、ということはよくあることです。高齢者の死因を断定するのは困難なので、そこはあまり気にする必要はありません。医師に任せましょう。

ただ、人に訊かれたときに「老衰でした」と言えれば楽なので、そのように書いてほしい、ということはあるかもしれません。今は死亡診断書に「老衰」と書く医師が増えているといいます。

最後の最後で迷わないために

自宅で親を看取る場合、死亡診断書を書いてくれる医師を自分で呼ばなければなりませんし、遺体の清拭《せいしき》をしてくれる人もいませんから、施設内で看取るよりも大変です。それでも、親が常々「死ぬときは家で死にたい」と言っていたから、ということで、なんとか家に連れ戻したいと思う人はいるかもしれません。

親の意識がまだあるうちはそれも親孝行になるかもしれませんが、すでに意識がほとんどないのに移動させ、形だけ「家で看取った」ということにするのは意味のあることでしょうか。お節介かもしれませんが、それでは静かに旅立つことができないのではないかと懸念してしまいます。

また、終末期になると、家族だけでなく親戚なども集まってきて、あれやこれやと指示を出したがることがあります。

特に、自分は医療関連の資格を持っているとか、宗教関連とか、○○家の本家惣領だとか、それまで介護に全然関与してこなかった人たちが口を出してくると、とてもやっかいなことになりかねません。

本書の最初の章で、「家族の中に最終決定権を持つ責任者を一人決めることが大切」だと書きましたが、この「介護問題において最終決定権を持つ」と決めた人が、最後まで自信を持って、周囲からの雑音をはねつけて指揮する覚悟を持ちましょう。

親を見送るまでも大変ですが、見送った後の仕事量も相当なものです。

葬儀社をどこにするか、葬儀の仕方をどうするか（そもそも葬儀をするかどうか）、遺骨をどうするのか、遺産相続や家の処分などをどうするかといったことは、事前に決めておくべきです。決めておいても、それをこなしていくだけで大変な作業ですし、予想外の問題が山のように出てきます。

葬儀や埋葬、遺産の相続や遺品の処分といった問題については、それぞれの考え方や事情が複雑に絡むことですので、ここでは深入りしません。

ただ、私が強く思うのは、大切なのは息を引き取る瞬間や死後のことではない、ということです。

見送られる人がしっかり意識があり、見送る側の人とコミュニケーションをとれている時間を最重視すべきです。それは死の1週間前かもしれませんし、1時間前かもしれません。

意識が混濁して二度と目を覚まさない状態になってからの時間、あるいは亡くなった後の時間に、残された人たちの間であだこうだ騒いでも、もはやそれは旅立った人には関係のないことです。

特に葬儀に関しては、親族間などでやり方を巡って揉めることが多いようですが、それはもう故人の時間ではなく、残された人たちの時間です。

もちろん、看取った後の時間が無意味だといっているのではありません。

故人を見送った後の時間は、むしろ、見送った人たちにとって、介護に費やした時間をそれまで以上に意味のあるものに変える時間かもしれません。

中には、最後は親に「あんた誰？」などと言われたまま死なれてしまい、今まで悩みながらも工夫や努力を重ねた「介護」の苦労は何だったのだろうと、空虚感に包まれてしまう人もいるかもしれません。

それでも、介護した側の心には何らかの「糧《かて》」が残ると思うのです。

介護の意味は、介護される人よりも、介護する人たちの心の中にこそあるのかもしれません。

私自身は、様々な問題に悩み、多くの人たちに助けられながら父と義母を見送った今、そんな風に思えるようになりました。

おわりに

本書を通じて私が最も強調したかったのは、介護施設選びというのは「施設」を選ぶのではなく「人」を選ぶのだ、ということです。

紹介した様々なエピソードからお分かりいただけると思いますが、どんな施設に入れるとどうなるという話ではなく、それぞれの現場で仕事をしているプロたちの物語といえます。

一人のプロができることがいかに大きいか、素晴らしいプロに出会えるかどうかで、人生の最後がいかに大きく変わってしまうかということを、私自身、経験を振り返ってみて、改めて深く思い知らされました。

父が息を引き取った小さな施設・Eホームも、義母が息を引き取った特養・Q苑も、素晴らしい施設でした。

義母がQ苑に入所するにあたっては、それまでお世話になっていたケアマネのFさんやEホームの施設長だけでなく、受け入れ側であるQ苑の相談員Rさん（女性）の大活躍がありました。

Rさんは義母との面接後、引き継ぎがスムーズにいくように、Q苑のケアマネ、ユニット長、介護士、看護師ら、チームの主要メンバーを引き連れてEホームを再訪し、Eホームのスタッフから義母の介護にあたっての細かな情報をしっかり予習していきました。

Eホームでは父のときの経験を生かして、義母のベッドにも一部柵をつけて、その下にマットレスを敷くという方法をとっていましたが、Q苑ではその方法を継承した上で、柵に柔らかい布製のカバーを被せて手脚が挟まらないようにするという準備まで整えていました。

食事に関しても、「マヨネーズやケチャップが好きみたいなので、好きなだけつけてもらってます」とか「お茶は嫌いみたいで、甘い飲み物だと飲んでくれます」などと細かく対応し、私たちもそれに合わせて、都度、調味料や甘いパック飲料などを買って届けていました。

父が持っていたCDラジカセはそのまま義母の部屋に持ち込まれたのですが、スタッフは一緒に置いてあった私のCDを毎日のように流して、一緒に楽しんでいたそうです。

新型コロナのせいで入館禁止になった後に訪ねたときは、玄関ロビーでは数人のスタッフが大きな組み立て式家具と格闘していました。訊くと、入所者の家族が来られなくなったため、店から施設に直接届いた組み立て式家具をスタッフが組み立てなければならなくなったとのこと。普段なら必要のない仕事が増えたのに、愚痴るでもなく、笑いながら答えていました。

実は、入所申し込みをした4つの特養のうち3つが次々にダメで、最後の最後で決まった特養がQ苑だったのですが、見学したときの印象がいちばんよくて、第1希望の施設でもありました。

60室（うち10室はショートステイ用）を持つ施設なので、Eホームでのようなきめ細かな介護を望むことはできないだろうと覚悟していたのですが、その予想は気持ちよく裏切られました。

それぞれのスタッフが自然体で、しなやかに、適確に動き、なおかつ、できる範囲で最大限の工夫をしていこうという姿勢には一種、感動を覚えます。

Q苑の相談員・Rさんに「どうしてこの仕事を選んだのですか？」と訊くと、こう答えてくれました。

「若いときは障害者スポーツに関わる仕事をしたかったんです。でも、やっぱりおじいちゃん、おばあちゃんたちが好きだったので……」

おじいちゃん、おばあちゃんが好きだったから……そのシンプルな答えに心打たれました。

Rさんは相談員としての職務を超えて、入所者が歯医者さんに通う送り迎えをしたり、日用品の買い物を代行したり、入所者の衣類に名前の記入漏れがあると書き込んだりと、様々な雑用を自ら進んでこなしながら、ケアマネや看護師など他のスタッフとの連携を密にとりまとめるという超人的な活躍をしています。とにかく一日中動き回っているので、彼女が過労で倒れたりしたら施設は大打撃だろうと心配になるほどです。

こうした人たちと巡り会えたことは義母にとって大変な幸運ですが、私にとっても、生きる意味というものを考えさせられる、価値のある出会いになりました。

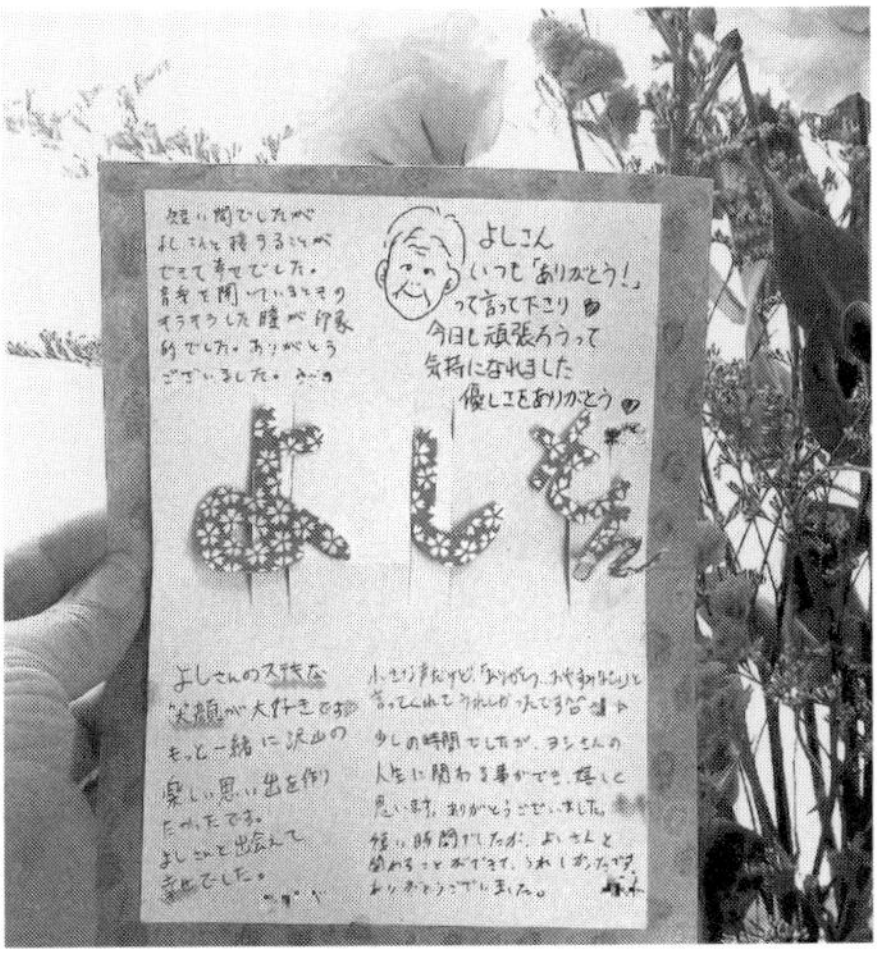

亡くなった義母にQ苑のユニットスタッフのみなさんが贈ってくださった花と寄せ書き。どのメッセージにも「ありがとう」という言葉が添えられていた。「素敵な笑顔が大好きです」「音楽を聞いているときのキラキラした瞳が印象的でした」「いつも『ありがとう！』って言ってくださり、今日も頑張ろう！って気持ちになれました」「小さな声だけど、ありがとう、おやすみなさい、って言ってくれて嬉しかったです」……等々、自然体の生の言葉が並んでいて、こちらも改めてスタッフのみなさんに「ありがとうございました」という気持ちでいっぱいになった。

義母に死期が迫ったときは、日本中が新型コロナウイルス感染症のせいで異常事態になっていました。面会に入れず心配する私たちに、Q苑の専属看護師・Sさんは「ここがお母様の家なんですから」と言って、不安や悩みを和らげてくれました。

施設ではなく「家」なのだという認識は、相談員のRさんからも強く伝わってきました。RさんはEホームにいた義母の面接に来た後で「どのユニットがいちばん向いているかなあ……これから考えます」とポロッと漏らしていました。つまり、Rさんは、Q苑のユニットを一つの「家」としてとらえていたわけです。

入所者の個性や健康状態などに合わせ、いちばん居心地がよさそうな「家」を選ぶ……そうした発想が自然と備わっていたのでしょう。

新型コロナウイルス感染症は、それまでの日本社会を大きく変える引き金になりました。「ウィズコロナ」「アフターコロナ」の時代、病院と高齢者施設は特に大きな変革を余儀なくされるでしょう。

そういう時代だからこそ、施設スタッフが共有する「ここが○○さんの家なんです」という気持ちの重みとありがたみを、改めてかみしめています。

終の棲家である介護施設は、入居者にとって「家」でなければなりません。その「家」で同じ時間を過ごし、24時間、生活を支えてくれるスタッフは、「人生の最後に出会う新しい家族」です。

そうした施設で人生を閉じることができた父や義母は、本当に幸せであり、稀に見る幸運に恵まれたと思います。


行き場所が見つからずにいる義母のことを心配していろいろアドバイスをくださった独立ケアマネのDさん（116ページ既出）に、「おかげさまで第1希望だった特養に入れました」と報告したとき、こんな返信がありました。

「よかったですね。たくさんたちが悩んで、探して、動いて、空きのタイミングが合った場所が、最善の場所だったのだと思います。また、ぜひそう思ってください」

よい介護施設を探し当てるのは本当に大変です。100点の解決はないでしょう。でも、少しでもよい結果が得られるよう、本書の情報がお役に立てば、無上の喜びです。

2020年7月　　　　たくき　よしみつ

｜著者｜たくき よしみつ
1955年、福島県生まれ。小説、デジタル文化論、デジカメ写真、狛犬美術など、幅広い分野で執筆活動。50代から福島県川内村に居を移すも、東日本大震災後、栃木県日光市に移住。著書に『デジカメに1000万画素はいらない』（講談社現代新書）、『大人のための新オーディオ鑑賞術』（講談社ブルーバックス）、『狛犬かがみ』（バナナブックス）、『裸のフクシマ』（講談社）、『医者には絶対書けない幸せな死に方』（講談社＋α新書）など。
WEBサイト https://takuki.com/

介護施設《かいごしせつ》は「人《ひと》」で選《えら》べ
親《おや》を安心《あんしん》して預《あず》けられる施設《しせつ》とは？

介護ライブラリー

2020年 10 月 13 日　第 1 刷発行

著　者　たくき よしみつ
発行者　渡瀬昌彦
発行所　株式会社講談社
東京都文京区音羽二丁目 12－21　郵便番号 112－8001
電話番号　編集　03－5395－3560
販売　03－5395－4415
業務　03－5395－3615
印刷所　株式会社新藤慶昌堂
製本所　株式会社若林製本工場

ISBN978-4-06-520926-4
N. D. C. 369　223p　19cm